U0288707

预后控制医学

PROGNOSIS CONTROL
MEDICINE

刘 荣／著

刘 渠 张修平 王子政 柳俨哲／编写助理

科学出版社
北 京

内 容 简 介

本书共分9章，就当前精准医疗、肿瘤的多元饱和治疗等热点话题，阐述了大数据时代的医学特征、预后控制医学的方法论体系和预后控制医学如何实现预防治疗和全程管理等方面的问题，全面介绍了预后控制医学中的人工智能、数学建模、精准医疗等。目的是适应医学科技的快速发展，实现患者预后全程最优，使患者获得最佳的治疗效果，并促进预后控制理念在临床诊疗中的应用和融合发展。

本书可供临床医师及医学生们参考，对其在医学诊疗过程中形成预后控制的整体观大有裨益。

图书在版编目（CIP）数据

预后控制医学 / 刘荣著 . — 北京：科学出版社，2021.7
ISBN 978-7-03-069255-9

Ⅰ．预⋯ Ⅱ．刘⋯ Ⅲ．疾病－预后－研究 Ⅳ．R449

中国版本图书馆 CIP 数据核字（2021）第 118163 号

责任编辑：肖　芳／责任校对：张　娟
责任印制：赵　博／封面设计：蓝正设计

科　学　出　版　社 出版
北京东黄城根北街 16 号
邮政编码：100717
http://www.sciencep.com

中国科学院印刷厂印刷

科学出版社发行　各地新华书店经销

*

2021 年 7 月第 一 版　开本：880×1230　1/32
2021 年 7 月第一次印刷　印张：7　彩插：1
字数：140 000

定价：85.00 元
（如有印装质量问题，我社负责调换）

作者简介

刘荣，男，1964年出生，主任医师，教授，博士生导师。

现任中国人民解放军总医院肝胆胰外科医学部主任、全军肝胆外科研究所所长。担任《中华腔镜外科杂志》总编辑、医用机器人标准化技术归口单位专家组副组长、全国医用光学和仪器标准化分技术委员会委员、

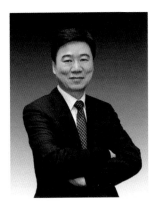

中国研究型医院学会智能医学专业委员会主任委员、中国医师协会医学机器人医师分会副会长、中华医学会外科分会委员、国际微创胰腺手术联盟指导会委员、国际临床机器人外科学会执行委员。

在肝胆胰外科临床及科研一线工作30余年，致力于肝胆胰肿瘤腹腔镜/机器人微创手术治疗，以及人工智能与微创外科的交叉研究，个人完成肝胆胰腺肿瘤手术万余例，创建了完整的肝胆胰外科腹腔镜技术体系和机器人技术体系，带领团队

完成机器人肝胆胰手术超过5000例，其中机器人胰十二指肠切除术2000余例。将科室建设成为国际达芬奇机器人外科培训基地。

提出智能医学和预后控制医学理论体系，针对复杂手术创伤大和风险高的难题，融合信息技术、人工智能、机器人和外科的交叉创新，构建微创化和智能化肝胆胰诊疗新方法，提出了肝脏解剖流域学说和肿瘤多元饱和治疗等新理论。以第一完成人获国家科技进步二等奖、中华医学科技一等奖等多项科技奖励。以第一/通讯作者发表SCI论文70余篇，出版专著6部。被评为总后勤部科技银星，荣立二等功、三等功各一次，享受国务院政府特殊津贴。

前 言

　　随着互联网、大数据时代的到来，以及人工智能等信息化技术在医疗领域的广泛应用，我们提出了预后控制外科理念。该理念强调以患者的最优预后和最佳结局为主导，充分利用先进的信息化技术，以减小诊疗过程中的不确定性和诊疗水平的不均衡性，并通过客观的干预者评价，选择最恰当的干预手段和干预时机，将疾病风险预先控制在最小范围。该理论的提出在外科界引起了很好的反响，引起了外科医师们深深的思考：我们的手术要不要做？什么时候去做？应该用什么方法去做？手术做到什么程度患者才能够获得更好的生存获益？我相信充分掌握了预后控制外科理念，这些问题自然会迎刃而解。

　　预后控制既然能够解决外科的关键问题，那能不能应用到整个医学领域呢？答案是肯定的。首先，医学的诊疗原理和最终目标是相通的。不论是外科还是内科，甚至是中医，我们的医疗目标一定是患者的最佳预后，没有预后的创新和发展，都是空谈。明确了首要目标之后，干预三要素（干预者、干预手段和干预时机）的择优选择和有机组合，自然也是实现疾病风险控制的关键因素。因此，我们编著了《预后控制医学》这本书，将预后控制理念扩展到整个医学范畴。本书并没有对预后控制医学进行分门别类地阐述，而是就当前精准医疗、肿瘤的多元饱和治疗等热点话题，以及大数据、人工智能、数学建模等新的方向提出了融合发展点，并在卫生经济学和疾病全程管理层面提出了预后控制医学的意义。希望各位读者能够通过阅读本书建立起预后控制医学的整体观和大局观，并将该理念融入日常临床实践中，这对医疗从业者和患者都大有裨益。

全军肝胆外科研究所所长

中国人民解放军总医院肝胆外二科主任

2021 年 6 月

目录

第 1 章

预后控制医学概论

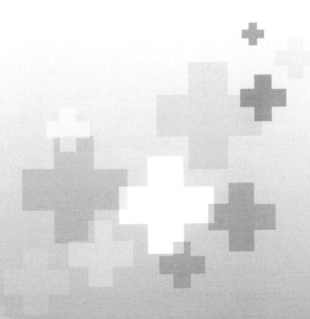

第一节　预后控制医学理念

一、预后控制医学的提出

在大数据爆炸、信息密集化的今天，尽管大量基础和临床研究带来了错综复杂的数据和更多的优化方案，推动着医学在不断前进，提高了疾病的诊疗水平，然而每一位患者都是独立的个体，在分子基因和生理病理方面均存在很大的个体差异，这些大数据带来的信息无法像万能公式那样为每位患者提供最优的诊疗方案。人类基因组计划使基因检测进入了临床实践，让原来离我们很远的基础医学能够迅速实现转化，基础医学的成果能够快速在临床上得到应用。为了能够更好地应用基础医学的研究成果，实现更加个体化的治疗，精准医疗应运而生。精准医疗是在基因组、蛋白质组测序技术快速进步的前提下，将生物信息与大数据科学进行充分的交叉应用，以个体化治疗为基础，对疾病的生物学特性进行诊断，预测疾病的发展，对疾病风险进行预测，在治疗过程中更为微观地观察疾病和患者的变化。

从诊断角度看，CT、磁共振成像（MRI）和 PET-CT 的出现可以使医师从影像学上更为准确地识别患者的病灶，而循环肿瘤细胞、ct-DNA、基因检测等技术使得我们能够更为精准、全面地认识肿瘤的动态变化，甚至预测患者的生存预后。在合理选择药物治疗方面，通过对患者肿瘤基因序列的分析，个体化绘制每位患者的分子基因图谱，更加准确地判断患者致病的分子、基因类型，找到肿瘤的驱动基因，从而实施更加有针对性的治疗。这种方法改变了对既往肿瘤治疗的思维模式，根据基因分析结果，通过识别出患者是否具有靶向药物相关的分子标志物，将患者和药物进行精准匹配，肿瘤研究中的"篮子试验"就是将药物用于具有相同分子靶点的不同类型癌症的患者，治疗中只考虑患者肿瘤的分子靶点，而不进行癌症类型的区分，这就是经常所说的异病同治。由于存在肿瘤异质性，在靶向驱动基因治疗过程中，经常会出现耐药，在当前的医学时代，干预者可以通过超深度测序、循环 DNA 检测找到致命的亚克隆，从而及时调整治疗策略，通过对诊疗的全程控制，改善患者的预后结局。

近年来，随着深度卷积神经网络和深度强化学习的发展，以及海量数据、图形处理器（GPU）芯片、超级计算机和云计算等技术的涌现，人工智能获得了突破性的归纳推理和决策能力，迎来了新的发展阶段。根据人工智能低成本、高效率、能够极大提高生产力的特点，若能将其广泛应用于医疗行业，则有可能缓解医疗资源缺乏、分布不均与人们医疗需求逐渐提高的矛盾。其实，人工智能与医疗的结合目前已经出现了曙光。

在院前管理阶段，人工智能可以通过大范围的个人健康数据监测及个性化、广泛化的健康管理，实现早期疾病风险预测和风险干预，突破现阶段医疗人力缺乏的障碍，降低大规模疾病暴发的概率。通过自然语言处理、认知技术、机器学习、自动推理等人工智能技术，借助高效的医学影像和病理辅助诊断系统可以实现对医师的赋能，提高诊疗效率，降低误诊率，从而改善医疗资源分布不均和临床医师诊疗水平不同的问题，为患者提供快速、高效、准确的诊断结果和个性化治疗方案。在患者出院后的康复阶段，人工智能也可通过虚拟助手和智能康复器械来提高患者的依从性，实现患者的及时随访和康复训练指导。此外，借助人工智能可以大幅缩短新药的研发时间，节省药物研发成本，并且能够高效验证多种来源的非结构化健康数据，实现患者与临床试验的快速匹配，提高新药在临床上的应用速度。

在大数据、精准化和人工智能时代，医学获得了飞速发展。当前，在诊断和治疗上涌现出各种各样的新装备，以及各种各样的新疗法，使得既往按治疗手段分科的弊端逐渐呈现：容易陷入各自为政、故步自封的困境。医学的最终目标是维护患者的健康，实现患者的最优预后，而越来越多的高科技、信息化技术只是医疗干预的协助手段，实施的主体仍然是医疗干预者，因此我们提出预后控制医学的理念。

二、预后控制医学的概念

预后控制医学是预后控制概念在整个医学领域的延伸。预后控制医学是指利用人工智能、大数据等信息化技术，择优干预者、干预手段、干预时机及其最佳组合，预测并控制疾病风险，以实现预后全程最优。预后控制医学强调在传统医学诊疗方法的基础上结合信息化技术，在诊疗中实现干预者的客观评价、干预手段的有机组合、干预时机的优化选择，从而更好地完成疾病风险及时预测和有效控制，最终实现患者的最佳结局。预后控制医学是将医学发展科技的最新理念与现有医学体系相结合的产物，体现了不断提高诊疗效果、实现患者最大获益的临床需求。干预者只有充分发挥主观能动性，将预后控制医学理念贯穿临床诊疗的各个方面，才能实现最高效的疾病风险管理和最优化的患者预后。

三、预后控制医学的特征

1. **时代性**　随着现代医学科技飞速发展，一些创新的诊疗方法与技术呈井喷式发展，这些高科技诊疗方法不仅给医学带来了先进的诊断和治疗手段，同时也对当前的诊疗理念提出了挑战。预后控制医学在新时代下作为一种创新的医疗理念应运而生，其来源于预后控制外科的延伸与发展，也伴随着一系列完整理论体系和实施方法的产生，并在疾病风险管理的各个阶段、多个方面实施临床干预。干预者需要将预后控制的理念完整、适时地贯穿临床诊疗的各个方面，以有助于重塑既往的诊疗过程，为实现预后最优结局保驾护航。预后控制医学是不断发展完善、与时俱进的，是适应医学科技飞速发展的，是利用不断更新的先进科技成果来服务患者，从而满足患者不断增长的治疗需要。

2. 网络性　预后控制医学所蕴含的理论体系有别于当代医学决策体系，当代医学决策是由循证医学和多学科团队协作(multiple disciplinary team，MDT)组成的二维干预决策体系，而预后控制理念指导下的临床决策则不完全相同。预后控制理念是更深层次的高维度决策体系，是一个结合多种干预信息、内部相互协作的体系，预后控制强调利用人工智能等信息化方法，打破传统的干预者、干预手段和外科患者的三方博弈关系，通过其纽带作用，将原有的三者结合为一个新的整体，提升彼此的交互效率，其中也包含循证医学和成熟的多学科团队。高维的网络决策体系有利于优化干预全局和预后全程，且有利于针对明确目标采取协同预后控制，通过优化新的生产关系创造出新的生产力。随着医学科技、信息技术的飞速发展，预后控制理念也在紧跟时代发展，不断完善，这就要求预后控制理念要充分利用人工智能等信息化成果来服务患者、造福患者。

3. 预后控制性　预后控制是一种以预防为主、提前进行控制的理念，其蕴含着高危预警、积极应对和主动干预的思想，其目的是使患者获得更好的预后。以肿瘤的治疗为例，在治疗前需要获得患者的病理及基因检测资料，根据患者具体的基因表型和肿瘤分型、分期来选择合适的治疗方案。对于交界性肿瘤，可切除或有危险因素的患者可以选择新辅助治疗和术后的辅助治疗，来控制可疑的潜在转移病灶，筛选出更能够从手术中获益的患者，并防止术后的早期复发。利用术前三维成像和术中导航技术，能够充分评估肿瘤与血管之间的关系，发现变异的血管，找准切除的平面，从而降低术中出血的风险。对于具有高危复发因素的患者，即使是完成了根治性手术，在术后仍需要进行规范的辅助治疗，这样才能延长患者的无瘤生存期，使患者能有更好的生存获益。

第二节　预后控制医学的方法论

　　预后控制医学并不是只有空洞的理论，而是建立在充分的理论基础和整体化诊疗格局上的理论体系。既然是理论体系，就要有方法和手段来支撑。预后控制医学的方法论是什么呢？首先，需从现有的方法、理论出发，在其基础上进行延伸和补充，利用其先进的理论和技术手段来实现自身的目的和价值；其次，站在预后控制医学全程管理、预后控制全局的高度，我们提出了新的理论和方法，以适应科技的发展、理论的创新及临床实践的需要。

一、大数据分析

当前计算机、互联网、移动通信、云存储等新技术的发展与迭代，信息生成的速度日益增加，我们进入了大数据时代。大数据时代给医学领域既带来了机遇，又带来了新的挑战。因为医疗服务和健康管理过程中产生了大量电子数据，这些数据有着很高的复杂性，不仅在分析和解释结果时需要大量专业知识，有些数据在收集时就需要由专业人员才能完成。面对海量且复杂的医疗大数据，如何科学、有效地进行分析是合理利用大数据资源的关键。通过有效的大数据信息提取及分析，能够探寻疾病发展的潜在规律，更简单有效地在早期发现疾病，提高疾病诊断的有效率，科学地进行疾病风险评估与管理、个体化精准治疗疾病，以实现预后最优化的目的。

从分析技术来看，大数据分析技术并非要取代传统的医学统计分析方法，而是为了进一步增强统计分析的描述性和相关性。从手段上来说，医学大数据分析包括描述性分析、预测性分析、可视化分析等。描述性分析是对已有的大数据信息进行收集分析，形成关键指标以概括整体的情况，包括探寻大数据集之间关系的关联分析和将相似对象分类的聚类分析。预测性分析是通过对已有数据进行一定的数学建模，以实现对未来某一事件的预测。预测性分析在临床的应用范围和意义是最广泛的，包括风险预测、疾病诊断、方案选择和改善预后等各个方面。预测模型的效能在很大程度上取决于数据的有效性，如果数据的量级和准确性不足则会影响预测的结果。可视化技术是一种数据分析方法，更是一种结果展示手段，它能够以人作为分析的主体，将分析结果进行更加直观地展示，从而更有利于医疗工作者对大数据的分析和应用。

二、人工智能

21 世纪以来，以人工智能为代表的第四次工业革命已经拉开了序幕。在大数据、GPU、移动互联网、超级计算等新技术、新理论和经济社会发展强烈需求的共同驱动下，人工智能技术呈现出深度学习、跨界融合、人机协同、群智开放、自主操控等一系列新特征，引领了新一轮的科技革命，开始改变和影响人们的生产和生活。人工智能已开始慢慢深入到医疗健康行业的各个环节，推动着医学的不断发展，提升诊疗效率和服务水平。人工智能在疾病的管理、预测、诊断、治疗服务上发挥其优势，从而改善医学诊疗的不确定性和发展水平的不均衡性：一方面通过智能分析多种医学影像资料，准确提取病灶特征，快速、准确地预防和诊断疾病；另一方面利用人工智能快速地从大量碎片化数据中提取关键信息，通过推理、分析、对比、归纳和总结，开展智能辅助临床决策。

现阶段，医学人工智能涵盖了疾病的预防、诊断和治疗 3 个过程，包括疾病健康管理、医学影像解析、临床诊疗决策和远程智能手术等方面。人工智能可以使健康数据实时采集、分析与处理，及时评估疾病风险，并给出个体化健康管理建议，从而有效降低疾病的发病率，做到防病于未然。医学影像解析是人工智能应用最广、最有前景的领域。以深度神经网络及卷积学习技术为主的人工智能技术，以其超强的认知能力可以快速地为诊断与治疗提供协助。人工智能影像识别还可以通过器官识别和血管分割等方法为三维重建影像提供构架，帮助医师更好地在术前了解和分析肿瘤情况，进行更好的手术路径规划，从而避免术中的医源性损伤，减少并发症。通过机器学习能够实现疾病病理的准确分类，进一步提高诊断准确率，在短时间内提供精准、高效的诊断结果与个性化治疗方案。智能手术视频解析可以将手术分割成若干步骤，从而帮助外科医师理解与熟悉手术过程，缩短手术的学习曲线，便于年轻医师的培养和技术的推广应用。当前的机器人系统在外科领域应用越来越广泛，其凭借高清放大的三维镜头、灵活稳定的机械臂已有逐步取代腹腔镜手术的趋势，成为微创手术的主流。尽管手术机器人已经能够实现远程操作，但与智能手术机器人还有着相当大的差距。我们也期望将来能够建立云端储存海量专家手术数据库和专家系统，通过云端分析患者多模态资料并根据专家系统制订手术计划，最后由人工智能驱动机器人系统进行手术操作，而外科医师则是充当监督者和管理者的角色。

三、数学建模

数学模型是指通过分析一个现实研究对象的内在规律，运用合适的数学工具，从而得到的一个数学结构，其广泛应用于现实生活中的各个领域。随着时代的发展和科技的进步，临床医学正在从定性研究向定量研究转变，许多问题需要通过建立数学模型进行研究解决，数学模型在临床医学中的应用范围越来越广。

当今医学研究常用的研究方法，如显著性检验、回归分析、方差分析、最大似然估计、决策树等均是基于统计学原理的数学模型及分析。在公共卫生领域，数学模型可以模拟疾病的流行，评估疾病治疗的成本，从而为国家政策的制定提供有力支持。在生物医学领域，数学模型可以部分代替某些技术复杂、条件特殊、难以控制和重复的试验。因此，数学模型推动医学突破传统经验医学的束缚，向着定量、精确、可计算、可预测、可控制的方向发展。数学模型还可以为预后控制医学提供有力工具。数学模型能够定量描述疾病的病程变化，进而分析疾病的进展状态，预测疾病的未来变化，有利于干预者更好地了解疾病风险；数学模型可以将主观的临床经验转化成客观的数学表达，从而促进干预者的经验推广和自我提升；数学模型可以更好地模拟不同患者的个体差异与干预措施，从而优化干预时机，获得更好的干预效果；数学模型可以为患者预后提供客观的评价标准。

四、循证医学

循证医学虽然是 20 世纪 90 年代才诞生的一种新兴医学理念，但是从哲学思想上循证医学可以追溯到几个世纪以前。循证医学强调，医师应当慎重、准确地应用当前所能获得的最佳研究证据，并结合个人经验和患者意愿来确定个体患者的医疗决策。循证医学不仅局限于流行病学与临床医学，还涉及医学统计学、医学信息学、卫生经济学等，是现代医学前进和发展的需要。通过循证医学便于全面了解学科领域的发展及最新动态，熟悉学科前沿，从而促进临床科研的开展和产出。通过循证医学还能够促进临床决策的科学发展，使其逐渐丰富和完善，不断符合患者的治疗和预后需求，并在此基础上，建立循证卫生决策体系。

预后控制医学和循证医学并不是独立和割裂开的两个医学体系，而是相互融合、相辅相成的关系。一方面，预后控制医学的提出是为了能够在诊疗过程中指导临床决策的制订和实施。预后控制医学以患者的最佳预后为诊疗目标，一切医疗行为，包括干预者、干预时机和干预手段的选择和组合都是围绕患者进行的，并且强调充分利用大数据和人工智能等新的信息技术手段。因此预后控制医学需要有循证医学来提供高证据等级的理论依据和指导，而不是仅凭干预者的经验。另一方面，尽管循证医学也将干预者的经验和患者的意愿考虑在内，但循证医学过多地强调了循证，认为一定要选择证据等级高的诊疗方案。

然而病情的发展变化是不以指南和共识的标准来变化的，很多情况下诊疗的难点和关键点也没有被证据和研究所覆盖，因此必须个体化、动态化地来进行干预时机和干预手段的选择，而不是一味地循证。而且，预后控制医学理念下所开展的综合治疗还能够不断地积累经验，可以为循证医学提供证据来源。因此循证医学与预后控制医学相辅相成，共同发展。干预者实施预后控制时要善于利用循证医学、多学科协作、大数据和人工智能等各方面干预手段来提高临床决策的准确性、提高干预的有效性、提高干预时机的及时性，未来预后控制医学也将携手循证医学来满足新背景下患者的需求，并结合不断发展的科技成果服务与造福患者。

五、精准医疗

随着人类基因组计划的完成、高通量测序与各类组学技术的发展，以及生物医学信息大数据时代的到来，精准医疗应运而生。精准医疗是以个人基因组信息为出发点，结合蛋白质组学、代谢组学等内环境信息，通过对这些信息的分析和研究，寻找到该疾病针对患者个体特点的致病原因或精确的基因治疗靶点，最终为特定患者制订个性化的最优诊疗方案。精准诊断包括生物信息分析、大数据分析、基因组学分析、转录组学分析、蛋白组学技术、代谢组学技术及多组学研究等，精准诊断能够将疾病进行更加细致化和个体化的分类，有利于对疾病的发生和发展机制深入认识，也为下一步的精准治疗打下基础。

精准治疗中最具有代表性的就是靶向治疗。靶向治疗包括干扰细胞周期、抑制肿瘤细胞增殖、抑制肿瘤细胞转移、诱导肿瘤细胞分化或凋亡、抑制肿瘤血管生成等途径。此外还有当前迅速发展起来的免疫治疗，免疫治疗主要包括被动免疫治疗和主动免疫治疗。被动免疫治疗中的免疫检查点抑制药能够通过抑制肿瘤清除过程中的"刹车"环节加速肿瘤的控制，而过继免疫治疗则是通过外源性的免疫细胞因子及淋巴细胞来加强免疫系统的杀伤作用。主动免疫是通过激发机体自身的免疫系统来起到杀伤肿瘤细胞的作用，主要包括多肽疫苗、肿瘤细胞疫苗、树突状细胞（DC）疫苗、DNA 疫苗、细胞毒性 T 淋巴细胞（CTL）表位疫苗、RNA 疫苗。精准治疗是预后控制医学框架体系中最为重要的方法论工具。精准医疗能够将识别患者疾病特征的能力转化为改善患者预后的能力。预后控制医学中的精准医疗不仅实现了干预手段的精准化和个体化，还能够针对疾病的异质性，根据疾病发展变化和生物基因突变的时间节点来把握恰当的干预时机，从而使患者实现最优预后和最佳的结局。

六、多元饱和治疗

MDT 是当前肿瘤治疗的主要模式。MDT 将临床多学科工作团队结合在一起，充分发挥不同专科的优势来给患者制订出规范化、个体化的治疗方案。由于我国医疗水平发展不均衡、医疗体制仍存在局限、医疗资源相对缺乏、医疗监管机制尚不完善，因此 MDT 在我国的发展遇到了相当大的困难。在药物、微创技术及手术治疗极大进步的今天，如何将多个学科的不同治疗手段进行有机融合，这是肿瘤治疗所需要解决的重要内容。预后控制医学正是致力于将多种干预手段进行有机融合，根据患者的具体情况，个体化选择合理的干预手段及其组合，在此基础上提出了多元饱和治疗的理念。

多元饱和治疗是根据不同肿瘤发生、发展时期的特点，选择多元化的治疗方法，并进行有机组合，以充分发挥每种治疗方法的最大作用，最终实现患者的最优预后。多元饱和治疗与肿瘤的 MDT 模式并非对立，而是更加强调充分利用人工智能等信息化手段，通过短时间内学习海量的医学数据和专业知识，及时提供多元化、个体化的治疗方案，从而改善各级医疗机构诊疗水平不均衡的问题。多元饱和治疗要求重视多元化的治疗手段，而并非单打独斗，并且要求将能够具体化、量化的内容都应用到饱和化的状态，以充分发挥出每种治疗的作用。多元化的治疗组合并非简单的各个治疗手段的简单叠加，而是要系统化、个体化、动态化地选择各治疗手段之间的实施顺序和组合方式，从而实现"1+1 > 2"的治疗效果。在预后控制医学的指导下，多元饱和治疗还强调每个医师在诊疗过程中都要以患者为中心，充分掌握、运用各学科先进的诊疗手段，由此这对专科医师提出了更高的要求，既需要掌握本学科的前沿知识，又要能够横向积累多个专业的知识储备，从而发挥出多种治疗手段整合的优势。

第三节　预后控制医学的价值和意义

预后控制医学是建立在当前基础科学及医疗技术极大进步之上的一种全新的医疗理念，有着完整的理论体系和实施方法，其目的是从疾病风险管理的各个阶段实现风险预后控制，将临床干预过程中的干预者、干预时机和干预手段有机结合，使医疗干预可以适应新的技术环境，在诊疗过程中帮助干预者制订和实施临床决策，发挥新技术、新方法的最大效能，从而使患者获得最大收益和最优预后。同时，预后控制医学也在不断发展和自我完善之中，以便能够紧跟医学科技飞速发展的步伐，充分利用神经网络、深度学习、大数据及图像学等信息技术来满足患者日益增长的诊疗需求。

一、有利于医学信息化技术的有效利用

机器学习、大数据分析、图像识别、术中导航、人工智能等信息化技术飞速发展，如何能将其更好地应用到具体诊疗活动中，这对干预者提出了更高的要求。在预后控制医学体系中干预者需要与时俱进地紧跟科技发展前沿，不断调整诊疗理念，

充分利用科技对专家赋能的作用，提高人机交互程度，最终实现从干预者向干预过程监督者的转变。

将信息化技术应用到诊断和治疗的过程中，需要干预者充分发挥其主观能动性。因为干预者才是医疗行为的主体，在长期临床诊疗过程中积累的临床经验使他们知道目前诊疗当中的痛点所在，知道哪些方面是需要借助信息化技术才能提高诊疗效能的，同时他们也是信息化技术的使用者和推广者，因此信息化技术要想在医疗领域发挥作用，必须发挥干预者的主观能动性，将人的智能与人工智能相结合，将信息化技术的最新进展用于常规的诊疗工作中，构建起新型的临床决策体系和诊疗技术体系，从而提升干预者对医学领域的认知水平，改变传统的医疗技术手段和诊疗模式，促进医学的创新和发展。

二、有利于干预者能力的分型和客观评价

由于医学教育和医疗水平的不均衡性，以医师为主体的干预者们的经验和能力之间存在着很大差异，对于干预手段的选择利用及对干预时机的把握能力千差万别。即使对同一疾病、同一患者，不同干预者给出的诊疗结果也不尽相同。当前的医学模式过度强调了高证据等级诊疗手段的选择，过于强调新技术、新业务的应用，而忽略了对干预者自身经验和专业能力的客观评价。由于无法评估干预者是否能够熟练掌握某种干预手段，因此容易出现筛选出的干预手段与干预者无法匹配的局面。

预后控制医学首次将干预者的能力经验和自身情绪状态纳入评估体系，通过客观的视角以干预者对多种干预手段的掌握情况为依据，结合干预者情绪状态的动态变化，更加合理地对干预手段和干预时机进行有效选择。

三、有利于风险干预前置和预后全程控制

医疗的根本目的在于提高疾病诊疗的质量，使患者获得最佳的结局。因此，患者预后是评判干预质量的金标准，最优的患者预后是所有干预者在诊疗中应该始终坚持的目标和根本导向。预后控制医学改变了以往被动式的风险应对模式，而是将风险干预前置，从源头对风险进行识别、评价和干预，通过全程的预后控制结合，将风险"扼杀"在未发生之时。预后控制医学主张用目标明确的预后控制代替传统诊疗模式中单纯的结局预测，重在"预"，兼顾"控"，通过人为的主动干预来实现从预先到干预再到预后的全局、全程的预后优化。

四、有利于卫生经济学效益的提高

当前我国的医疗资源是有限的，且分布不平衡，仅能满足人们最基本的医疗需求。要做到充分利用有限的医疗资源将患者及社会的获益最大化，就需要运用预后控制医学理论，通过对诊疗行为和干预手段的优化，达到医疗资源的有效分配。通

过成本效益分析，干预者能够充分了解各种诊疗手段的成本及可能产生的效果，能够根据患者的疾病风险和可选择的干预手段，更加有效地选择并制订出相应的干预手段和方案组合。

　　预后控制医学强调干预的经济性，通过成本效益分析，合理化利用和分配医疗资源，避免医疗、社会资源的过度浪费情况。预后控制医学可以对诊疗过程中的干预手段进行有效的经济学控制，一方面可以减轻患者和社会的就医经济负担，解决"看病贵"的问题，另一方面可以帮助医院有效控制医疗成本，实现医疗资源的优化配置，尽可能多地满足大多数人的利益，解决"看病难"的问题，从而择优选择成本效益比更高的干预手段，提高临床决策的准确性，在促进医疗资源的合理化配置的同时，提升整体的医疗水平，有利于促进我国卫生事业的发展。

参考文献

江泽飞.2015.乳腺癌治疗决策：从个体化治疗到精准医学［J］.中国实用外科杂志，35（7）：697-700.

刘渠，刘荣.2017.术中风险预后控制与肝胆胰微创外科［J］.中华腔镜外科杂志(电子版)，10（2）：65-68.

刘荣.2019.预后控制外科［M］.北京：科学出版社.

刘荣.刘渠，王斐.等.2019.科学通报［J］，64（11）：1137-1148.

刘荣.2018.医疗干预应聚焦预后——医学中的动态预后控制［J］.解放军医学院学报，39（11）：1-3.

王斐，刘荣.2018.智能外科：外科实践模式的变革趋势［J］.第二军医大学学报，39(8)：830-833.

Liu R，Liu Q，Zhang X P. 2020. Hepatobiliary Surgery and Nutrition［J］，
DOI：10.21037/hbsn-20-596.

第 2 章

大数据时代的预后控制医学

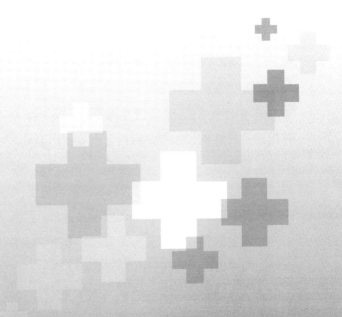

第一节 医疗大数据时代

一、医疗大数据的定义

21世纪是信息爆炸的时代，随着计算机、互联网、移动通信、云存储等新技术的发展与迭代，信息生成的速度日益增加，世界上的信息量空前庞大，因此也被称为大数据时代。大数据（big data）又被称为巨量资料，通常指无法由传统数据处理软件进行处理的兼具大量且复杂为特点的数据集。该词最早于2002年8月由Apache软件基金会的Nutch项目进行引用，当时指的是计算机领域中，网络搜索索引需要同步批处理或分析的海量数据集。近年来，大数据一词已成为多个领域最常提及的词汇之一，人们希望通过大数据分析发现更多不一样的价值。随着医学科技和医院信息化的发展与进步，医疗系统每天也产生并存储着海量的数据，与计算机、金融、零售、电信等行业一样，医疗也是大数据应用的重要领域之一。

大数据的特征常被概括为5个"V"：volume、velocity、variety、value、veracity。① volume（规模）：指大数据的规模巨大，数据集的存储量可以从 TB（10^{12} Byte）到 PB（10^{12}

Byte）级甚至更大，传统的存储和分析技术已经难以满足要求。得益于医疗信息化的普及，现有的医疗数据体量惊人，常见的数据包括电子病历、检查报告、化验指标等各种记录，更多新形式数据（如三维影像、基因组、传感器等）的加入也使得数据量飞速增加。②velocity（速度）：指大数据的时效性，数据管理技术的进步促使数据更有效地抓取、存储和处理，因此大数据的分析也是高效、及时的。对于实时医疗数据而言，这一点尤为重要，如心电监测、术中麻醉监测、呼吸监测等，这些都要求数据分析必须具有及时性，因为这些情形下决策的早晚都有可能直接影响患者的预后。例如，通过实时数据分析尽早地发现感染、识别致病菌并采用精准的治疗手段，由此降低患者的并发症发生率及死亡率，从流行病学角度来看，还可以遏制传染病的传播。③variety（多样）：指大数据类型广泛，包括结构化、半结构化和非结构化数据，如音视频、图像、网页、文本等信息。随着健康数据性质的多样化，目前需要分析的数据已经不只是电子病历这样的结构化数据，更多的医疗数据以多媒体等非结构化形式存在。④value（价值）：表现为大数据的价值密度低，商业价值高。通过大数据分析，人们希望获取有价值的结果。医疗数据种类繁多且体量庞大，有效数据和冗余数据充斥其中，从数据"海洋"中抓取有价值的数据也是大数据分析的关键。如果做不到高价值大数据的筛选，那么只能得到的"大量无用的数据"，因此有效的分析才是其意义。⑤veracity（准确）：强调数据的真实性，数据的质量高低直接决定其价值。医疗数据的真实、准确更是人们关注的重点，因为这些数据有时候是和患者的预后相关的，分析错误的数据得出的结论甚至会误导医疗操作。还有一种情况也是十分常见的，那就是病历和检查报告的质量往往参差不齐，分析这样的数据会让人头痛，更何况是海量的大数据，因此要求医疗从业者在做相关记录时应尽可能客观、准确。

二、医疗大数据的来源

在科技进步和信息化建设的推动下，大部分医疗系统都进入了数字化时代，在医疗服务和健康管理过程中产生了大量的电子数据，这些数据构成医疗大数据的主体。与其他学科的大数据相比，医学大数据具有其独一无二的特点。由于医院管理系统的相对封闭性及其他隐私考虑等原因，通常很难获得原始的医疗大数据。疾病、检查、治疗等多样性极大地增加了医疗大数据的复杂性，不仅在分析和解释结果时需要大量专业知识，有些数据在收集时就需要专业人员才能完成。医疗大数据的来源多种多样，它主要产生于以下几个方面。

1. 医院信息系统　医院信息系统包括医疗管理系统（门急诊系统、病案管理系统、病理检查管理系统、影像检查系统、生物样本库管理系统等），行政管理系统（手术及住院预约系统、患者住院管理系统、医疗设备管理系统等），决策支持系统（医疗质量评价、控制系统等）。这些数据一般是结构化或半结构化形式，主要由医疗相关从业者进行录入，有时候也存在一定的主观性。该类数据也是传统数据分析常选择的对象，在大数据时代可以不满足于传统抽样研究，就进入完整的真实世界研究，拓宽了医学研究的新模式。

2. 临床仪器设备　包括影像学检查设备，如 X 线、CT、MRI、PET-CT 等，以及重症监护室（ICU）及手术室常见的床旁监护仪、呼吸机、输液泵、除颤仪、麻醉机等。影像学数据常为非结构化的多媒体形式，形式多样而复杂，数据存储量巨大，单一数据集的大小在数 TB 甚至是数 PB 也是十分常见的。在人工智能高速发展的大数据时代，医疗影像数据也受到了人们的广泛关注，海量的影像学大数据可以让机器学习得以强化，使辅助诊断、预后预测和决策分析成为可能。而 ICU 内产生的数据集合了大量医疗救治记录，具有维度多、时效强、价值高、质量好的特点。基于大数据分析的应用可以使医护人员更快地发现临床问题，有利于做出正确的医疗决策。

3. 生物医学应用　此类数据主要包括各类基因组学数据，如功能基因组学、结构基因组学、表观基因组学等。生物研究无时无刻不在产生新的数据，这些数据体量同样十分惊人，一般都存储在大型通用数据库中。生物技术的发展和高通量测序技术的应用，使得基因数据指数呈爆炸式增长，在大数据时代的生物医学研究已经不仅是通过假设进行驱动，而且基于海量的生物信息大数据分析实现了数据驱动的新模式。

4. 个体健康信息　物联网的发展促进了大量智能产品的诞

生，如测量心率、血压、血糖等的移动便携设备，这些设备的普及和发展加上对个体化健康的关注，使得这些设备产生的数据也成为不可忽视的医疗大数据资源。依托移动设备生成的个体健康数据，已经被证明可以指导诊断和治疗决策。新型移动设备基础架构技术（如数据湖、云存储等）的运用，使大数据分析成为可能。通过对移动设备的大数据分析，不仅可以更早地发现异常数据进行疾病预防，还可以为公共健康监控提供更快的预警。

第二节　医疗大数据分析

面对海量且复杂的大数据，如何科学有效地进行分析是合理利用大数据资源的关键。在大数据时代，数据挖掘技术应运而生，并且在医学领域被广泛利用。医学大数据分析的意义在于从数据集中提取有效信息，探寻疾病发展的潜在规律、更简单有效地在早期发现疾病、提高疾病诊断的有效率、科学地进行疾病风险评估与管理、个体化精准治疗疾病以实现预后最优化等。大数据本身的定义决定了其不能用传统的技术进行数据分析，与传统的数据分析相比，大数据分析可以利用更多的数据量，如非结构化数据（医学影像、手术视频、音频等），这些信息在传统的数据分析中很难被利用起来。不仅如此，大数据分析还能突破传统医学研究中小样本、弱相关的劣势，将假设检验的研究发展为假设预测的探索性研究。值得注意的是，大数据分析技术并不是要取代传统医学统计分析技术，而是增强统计分析的描述性和相关性。通常意义上，医学大数据分析包括描述性分析、预测性分析、可视化分析等。

一、描述性分析

描述性分析指的是对已有大数据信息进行收集、分析后，形成关键指标以概括整体的情况，包括关联分析和聚类分析。

关联分析的目的主要是为了探寻大数据集之间的关系。购物篮分析是关联分析的一个经典案例，它指的是商家通过收集顾客购物篮中不同商品的数据研究顾客的购买习惯，了解哪些商品经常被顾客同时购买，通过分析商品之间的关联性来制订更好的营销计划。关联分析在医疗大数据分析中也有较广泛的应用，如一项纳入 51 505 例儿童体重指数（BMI）数据的回顾性分析发现，青少年持续肥胖症的好发年龄为 2～6 岁。另一项观察性队列研究的大数据分析结果则揭示了人体的体温差异与其他生理和健康指标的相关性。

运用分类算法对数据进行归类的前提条件是这些数据都有自己的所属类别，当数据不能满足以上情况时，就需要用到聚类分析。聚类分析是一种将相似数据进行归类的分析方式，通过聚类分析可以将相似对象分为不同组别或子集，在同一子集的个体都有一些类似属性。

二、预测性分析

预测性分析是医学大数据分析中极为重要的分析方式，它通过对已有数据进行一定的数学建模，以实现对未来某一事件的预测。在临床应用中，预测性分析可用于预测疾病及干预手段的风险、提高疾病的诊断、筛选最佳的治疗手段、改善患者的预后等。需要注意的是大数据分析中所构建的预测模型的效能在很大程度上取决于数据的有效性。预测性分析一般包括回归法与分类法。

1. 回归法 作为一种传统的分析方式在大数据时代仍有广泛运用，当分析的数据均为数值变量时，可使用线性回归分析，其中一元线性回归适用于仅包含一个自变量时，而多元线性回归适用于多个自变量。传统数据分析时的大多数统计模型都对数据有特定要求，并且该模型的价值主要取决于数据分布的假设检验。在大数据时代，应用机器学习法进行线性回归分析时，无须对数据进行假设，并且结果也是交叉验证的，更易于被多数工作者接纳。该法可以广泛应用于疾病诊断、预后判定、剂量监测等。

2. 分类法 是一种监督学习算法，它常用于预测变量时分类数据的情况，也就是依据一定的规则将原始数据进行分门别类。所分的类别越准确，获取的结果将越有价值。常用的分类算法包括 Logistics 回归、决策树、贝叶斯网络、人工神经网络、K 近邻查询、支持向量机等，可以通过在测试集

或独立验证集中测试的各种性能指标来评估分类效果。这些
技术可用于开发在几种可能的诊断中分配诊断的决策支持系
统，或基于来自许多生物标志物分析的数据构建模型以预测预
后。这种分析技术的典型用法即为疾病的诊断技术。在大数
据时代，运用机器学习还可以实现对患者影像资料的识别与
判定。

三、可视化分析

大数据可视化分析将枯燥乏味的数据以形象生动的形式展
示出来，并可使数据中的有用信息更容易被人们所获得，因此
可视化技术不仅是一种数据分析方法，更是一种结果展示手段。
该分析法的优点是将人作为分析主体，强调人机交互，更有利
于非信息技术（IT）行业的众多医疗工作者对大数据的分析和
应用。常见的医疗大数据可视化方法可分析时空数据和非时空
数据，其中时空数据包括一维标量场可视化、二维标量场可视
化、点数据可视化图、线数据可视化图（图 2-1）、区域数据可
视化地形图、时间属性可视化图、流数据可视化图；非时空数
据包括节点链接法、空间填充法、弧长链接法、力引导布局图
法、标签云、单词树、散点图、雷达图（图 2-2）。由此可见，
大数据可视化分析在预测疾病进展、辅助疾病诊断、数据挖掘
与分析等方面具有重要价值。

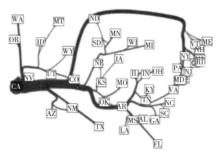

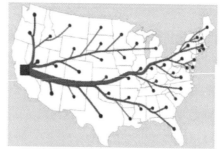

图 2-1　线数据可视化图

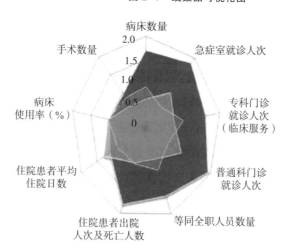

图 2-2　雷达图

第三节　大数据技术在预后控制医学的应用

　　利用大数据分析等人工智能信息化技术预测疾病风险，择优干预者、干预手段、干预时机及其最佳组合并加以控制，实现患者预后最优化，这就是预后控制医学的理念。预后控制医学旨在为疾病的诊治策略制订、临床干预手段制定、患者预后模型预测等提供一种新思路。这也是最新科技技术与现行医疗体系相结合的产物，致力于诊疗效果的不断优化，以实现患者获益最大化。

　　科技进步推动了现代医学的进一步发展，各种新技术、新业务层出不穷。大数据时代背景下，医学研究的手段和环境也发生了巨大变化，在聚焦技术研究的同时，还应该回归医疗的本质，即提高疾病诊治质量，改善患者预后。患者的预后是评判医疗干预质量的最佳指征，对于最佳预后的追求是医疗工作者始终坚持的目标。

　　疾病风险最小化是一种医疗行为的理想状态，有效地控制疾病风险即为风险管理，这也是预后控制医学的核心过程。风险管理包括风险评估和风险控制。在医疗过程中，疾病风险还包括了疾病因素、干预者、干预手段及干预时机带来的风险，在风险评估过程中均应充分评估。风险控制的主体思想是实现疾病风险、干预风险和患者受益的最佳平衡，大数据背景下可以不断优化和配置干预者、干预手段和干预时机，以实现个体化患者的最优预后。作为诊疗过程的执行者，干预者不仅需要在大量临床实践中提高诊疗能力，还需要利用大数据等信息技术有效提高干预的有效性和及时性。医疗科技的发展不仅完善了现有的诊疗手段，更带来了许多创新性手段，如何合理配置最优干预手段而不是一味追求新科技也是大数据分析的目标之一。干预时机是干预者使用干预手段对疾病风险进行管理的时间节点，大数据分析的时效性有助于干预者在恰当时机实现最佳干预。

在信息时代的今天，数据管理和分析技术的广泛应用使得大量数据被转化为有用的信息。大数据分析已经有效地应用于其他领域，在天文学，斯隆数字巡天项目用于探索银河系的结构和组成；在零售业，沃尔玛集团利用大数据分析提高销售量颠覆了行业；在搜索引擎，谷歌公司将大数据技术应用于个性化搜索的定制。通过对数据中的关联和趋势的探索，大数据在医疗领域具有改善健康、挽救生命和降低成本的潜力。Rumsfeld 等学者总结了大数据分析技术在医疗领域的 8 种应用类型：①风险防控和资源使用的预测模型；②人口管理；③药品和医疗器械的安全监督；④个体化疾病诊断与治疗；⑤临床决策支持；⑥医疗质量和绩效评估；⑦公共卫生；⑧研究应用。预后控制医学的理念在大数据时代同样具有广泛应用，主要体现在疾病风险预测、辅助临床诊断、智能辅助治疗、精准医学与大数据库等方面。

一、疾病风险预测

疾病的风险贯穿疾病发生、发展及诊治过程中，不仅包括患病的风险，还包括临床干预前后的风险。预测作为大数据分析的核心技术，有助于对疾病风险进行早期风险识别并预先控制，有利于达到限制或规避风险的目的。

疾病的发生往往和个人因素、环境因素、遗传因素等相关。使用大数据分析的方法，可以分析出疾病的发生与某些危险因素的关系，建立疾病预测模型，做到早期诊断，从而在社区和医院环境中预防或减少疾病的发生。如一项涵盖 21 个高、中、低收入国家的研究表明，大部分心血管疾病的发病和预后与可改变的危险因素相关，因此基于这些不良结局的预测可以为心血管疾病高危人群提供早期富有针对性的预防策略。有学者通过建立网络平台将美国疾病预防控制中心（CDC）收集的数据与"谷歌流感趋势"工具相结合，用于预测未来的流感感染情况，并确定最有可能在流感流行期间加速传播的地区，该研究结果对于流行病的预防和控制工作具有重要意义。在疾病预测模型的建立上大数据分析还应用于糖尿病风险预测、心力衰竭风险预测、癌症风险预测等。

在医院环境中，尤其是在 ICU 中，尽早识别影响患者的预后风险可以使医疗团队做出较早的响应，以获得更好的临床效果。这些疾病诊疗过程中的风险，也可以通过建立预测模型加以识别。Tomasev 等对 703 782 例成年患者的电子病历记录进行深度学习建模，用以预测未来发展为急性肾损伤的持续风险，该模型有利于尽早识别需要早期治疗的潜在高风险患者。哥伦比亚大学医学中心曾对与脑损伤有关的生理数据流的"复杂相关性"进行分析，结果显示，对于因脑动脉瘤破裂而导致脑卒中患者，先进的分析方法可以更快地诊断出严重的并发症，时间可比先前快 48 小时。ICU 中的患者发病急、病情重、进展快，各种监护设备实时监测产生大量的时序数据，大数据分析在重症医学领域中也有广泛利用。Wang 等针对 ICU 中的时序数据开发了一种名为"Time Slicing Cox 回归"的预测模型，该模型可以对死亡风险做出预测，有利于识别出 24 小时内容易出现生命危险的患者。使用大数据分析技术对病例的信息做出分析，预测病情发展趋势，是风险预后控制的重要一环。

二、辅助临床诊断

传统的诊断模式主要发生在医师和患者的直接交互上，在大数据时代，人工智能技术可以在一定程度上辅助或替代医师进行诊断工作。大数据技术辅助临床诊断主要分为智能诊断和影像识别两个方面，其应用有利于提高诊断率，解决医疗资源分布不均的问题。

智能诊断较人类医师诊断的优势包括以下两点：首先是知

识储备，一名医师甚至是一个会诊团队的知识量与计算机可以存储和调用的数据量是无法比拟的。其次，医师在诊断疾病时容易受到多重主观因素的影响，造成一些不必要的误诊率，而计算机却不存在这样的问题。Liang 等的研究表明，针对电子病历的大数据分析与建模已经可以在一定程度上对常见的儿童疾病做出诊断，其诊断准确性可与经验丰富的儿科医师相媲美，并且还可以在罕见病的诊断上提供临床决策支持。

大数据视角下的影像识别主要通过机器学习的方法进行分析与应用，其内容主要包括病灶标注和靶区勾画，也就是对影像学资料进行图像分割、特征提取和分析。肿瘤的诊断，即通过影像资料对肿瘤进行定性。和智能诊断的优势一样，计算机在大数据学习后可以在一定情况下对影像资料进行诊断。目前已经应用于视网膜病变、脑肿瘤、肺肿瘤及肿瘤病理等。

三、智能辅助治疗

对于一个完整的医疗过程，诊断是确定疾病，而治疗则是解决疾病问题的重要方式，同时这也是干预者运用干预手段作用于患者的阶段。临床医学的发展也是干预手段持续优化的过程，干预效果最大化和干预风险最小化是一个不断追求的目标。在大数据时代，临床决策的制订可以不单纯依赖于个人的知识学习和经验积累，可通过对海量知识的挖掘与分析，智能辅助治疗有望具备干预者的决策能力。

最著名的例子是 IBM 公司和斯隆·凯特琳癌症中心合作的 Watson 智能系统，这是一套基于医疗大数据分析辅助诊疗的方案。在肿瘤的治疗方面，Watson 系统可以在很短的时间内筛选多达几十甚至上百万份的医疗记录，从而为医疗决策者提供多种可供选择的循证治疗建议。从患者的预后出发，根据个人情况制订出最适宜的个体化治疗方案是预后控制医学的核心。虽然目前有循证医学的支撑，很多治疗方案都有相应的推荐，但当今是医疗数据爆发性增长的时代，大部分医师难以完全掌握最新的医疗知识。巨大的医疗数据对于机器学习模型来说却是最大的优势，作为"真实世界"大数据分析所得出来的治疗方案，也许会成为除临床指南外干预者实施干预手段的重要参考。

四、精准医疗与大数据平台

精准医疗是一种根据患者情况个体化量身定制医疗方案的医学理念，也是一种在基因测序、生物信息学、大数据等技术融合发展下形成的新型医疗模式。在临床实践中，通常指对患者进行基因测序，对比分析疾病情况，采用靶向治疗、生物疗法等手段对肿瘤进行精准治疗，从而有效提高患者的预后。随着技术的发展和进步，基因测序将有可能成为医疗检查的常规内容，患者的临床表现和组学数据与大样本基因测序为基础的聚类分析相结合，可以在疾病诊断、预后评估、精准治疗方面提供强有力的证据。随着人类基因组计划等项目的完成，许多医学大数据平台也应运而生，大数据平台操作便捷、成本低廉，极大地促进了国际合作和临床实践，有利于精准医学的转化应用和新型健康管理模式的探索。

作为美国精准医疗计划的一部分，"百万老兵计划（million veteran program）"目标是通过提取百万退伍军人血液中的DNA并进行健康状况的追踪，建立基因组大数据库，该计划为常见疾病（如高血压、肿瘤等）的研究提供了数据资源，可以帮助医疗工作者更好地了解基因如何影响疾病与健康，以改善退伍军人的医疗保健。SEER（surveillance, epidemiology, and end results）项目是美国国家癌症研究所通过收集约28%美国人口的癌症诊断、治疗和生存数据所建立的癌症临床数据库，它为广大医学工作者提供了高价值的临床肿瘤研究参考资料，该数据库将癌症统计数据作为评估治疗结果和疾病复发的重要指标，并已被广泛用于评估高侵略性肿瘤的流行病学特征和组织学危险因素。TCGA（the cancer genome atlas）数据库是一项具有里程碑意义的癌症基因组计划，它不仅具有20 000多种原发癌的分子特征，还匹配了涵盖33种癌症类型的正常样本。它为肿瘤学研究者提供了大量基因组数据和相关临床数据，为在癌症相关基因中发现突变位点和肿瘤生物学机制研究提供了大数据平台，可以在分子生物学水平上有效提高对癌症的认识及其预防、诊断和治疗能力。其他常用的大数据平台还有MIMIC–Ⅲ数据库（重症医学）、GEO数据库（基因组学）、BioLINCC数据库（心肺和血液病）等。

第四节 大数据时代下预后控制医学的挑战

在智能医学蓬勃发展的时代背景下，医学大数据分析应用是一门跨学科交流合作的成果，涉及医学、计算机、统计学等领域的专业知识。大数据相关技术在医学领域的应用毫无疑问可以促进预后控制医学的发展，但和现代医学的发展过程一样，也会面临一系列的挑战。大数据时代下预后控制医学的挑战主要包括以下几个方面。

一、医疗大数据的质量

大数据分析应用的效果在很大程度上取决于数据的质量，准确且全面的医疗资料挖掘是大数据分析的基础。数据挖掘最困难的部分便是数据的预处理，而医疗数据重复值多、缺失值大、主观性强、形式多样的特点更是大大增加了预处理的难度，如病历中同一个诊断有不同的表述形式、检查报告的模糊与不完整、多媒体形式的影像学数据等。因此，医疗数据的标准化在国际合作中的数据利用显得尤为重要。尽管在目前的医疗工作中已经有部分标准化方式的数据应用，如国际疾病分类（ICD）诊断编码与结构化问卷评分等，但病历标准化与智能化仍是需要努力的方向，只有那样才能更好地提高大数据分析的普及与效率。

二、医疗大数据的安全

医疗数据的安全主要包括两个方面：存储安全和隐私安全。存储安全就是保证医疗数据的完整性，储存介质技术的进步和大数据云存储等技术的发展和应用使得这个问题已经可以解决。大数据的隐私安全是现在更需要关注的问题，一方面，数据的开放有利于信息的交换，促进医疗大数据分析的发展；另一方面，患者的信息包括大量个人信息，如果发生泄露与滥用将会带来许多法律问题。对于隐私安全的问题，可以考虑数据加密的方法，只有经过允许的人员才能对数据进行使用；从伦理上考虑，患者的知情权与同意权也非常重要，因此大数据的使用还需要得到患者的允许。和其他新技术一样，医疗大数据应用同样是一把双刃剑，只有在确保安全的前提下才能更好地发挥它的有效性。

三、技术性问题

技术性问题又可以归为医疗工作者和技术手段的问题。对于医疗工作者而言，要想利用大数据分析首先需要培养大数据思维，现在的临床研究更多局限于描述性统计分析，而充满创新的探索性数据分析需要得到更多关注，利用大数据思维可以更好地提出临床问题并加以解决。医疗大数据分析涉及的学科广，有多学科背景的人才尤为稀缺，因此，只有较好的交流融合才能更好地开发利用医疗大数据分析。技术手段的挑战还需要依赖计算机等相关人工智能学科的进步才能够加以解决，如多种医学非结构化类型数据的获取与处理，这在当下很多还是依赖人工完成的。计算机和患者的交互问题也是一个技术性难题，因为对于计算机而言，感知人类的情感在目前来看还是很困难的，并且面对冰冷的计算机，患者的接受度也是不得不考虑的。

参考文献

陈明 . 2015. 大数据可视化分析 ［J］. 计算机教育，5：94-97.

何晓萍，黄龙 . 2015. 大数据领域演进路径、研究热点与前沿的可视化分析 ［J］. 现代情报，35（4）：46-51.

黄顺富，尚志会，谢小芳，等 . 2019. 大数据医疗的应用与分析 ［J］. 计算机时代，8：1-3.

李晓华 . 2020. 大数据视角下的医学影像技术的发展与应用探究 ［J］. 科学技术创新，4：79-80.

刘荣 . 2018. 医疗干预应聚焦预后——医学中的动态预后控制 ［J］. 解放军医学院学报，39：931-933.

刘荣 . 2018. 智能医学时代医师的转型 ［J］. 腹腔镜外科杂志，23：1-3.

刘荣 . 2018. 智能医学中的安全问题 ［J］. 中华腔镜外科杂志（电子版），11（1）：4-7.

刘荣 . 2018. 走进智能医学新时代 [J] . 中华腔镜外科杂志（电子版），
　　11：65–67.

刘荣，刘渠，王斐，等 . 2019. 预后控制外科：从理论到实践 [J] . 科学通报，
　　64：1137–1148.

马立伟，曾强，吕秋平，等 . 2015. 大数据癌症风险预测系统 [J] . 世界复
　　合医学，1（1）：63-67.

苏枫，张少衡，陈楠楠，等 . 2014. 基于机器学习分类判断算法构建心力
　　衰竭疾病分期模型 [J] . 中国组织工程研究，18（49）：7938-7942.

王喜丹，王晓丹，梁丽 . 2017. 基于深度学习模型在 2 型糖尿病患病风险
　　预测中的应用 [J] . 临床医药文献电子杂志，4（84）：16460-16461.

王艺，任淑霞 . 2017. 医疗大数据可视化研究综述 [J] . 计算机科学与探索，
　　11（5）：681-699.

吴颖慧，叶子中 . 2016. 数据可现代背景下雷达图在医院管理中的应用 [J].
　　广西医学，38（7）：1050-1053.

谢芳，薄禄龙，卞金俊 . 2019. 人工智能在重症医学领域的应用进展 [J] .
　　国际麻醉学与复苏杂志，10：973-976.

薛万国，应俊 . 2019. 大数据时代的医学创新与现实挑战 [J] . 解放军医学
　　院学报，40（8）：705-708.

游士兵，徐小婷 . 2020. 统计学方法的发展及其在大数据中的应用 [J] . 统
　　计与决策，36（4）：31-35.

Alyass A，Turcotte M，Meyre D. 2015. From big data analysis to personalized
　　medicine for all: challenges and opportunities[J]. BMC Med Genomics，8：
　　33.

Bellazzi R. 2014. Big data and biomedical informatics：a challenging
　　opportunity [J] . Yearb Med Inform，9：8-13.

Bellazzi R，Zupan B. 2008. Predictive data mining in clinical medicine：
　　current issues and guidelines [J] . Int J Med Inform，77：81-97.

Buchink, Speckmann B, Verbeak K. 2011. Flow map layant ua Spiral trees[J]
　　IEEE Transactions on Visualization and computer Graphics, 17（12）：

2536-2544.

Cavallo J. 2017. How Watson for oncology is advancing personalized patient care. ASCO Post.

Chin L，Andersen J N，Futreal P A. 2011. Cancer genomics：from discovery science to personalized medicine［J］. Nat Med，17（3）：297-303.

Davidson M W，Haim D A，Radin J M. 2015. Using networks to combine "big data" and traditional surveillance to improve influenza predictions［J］. Sci Rep，5：8154.

Geserick M，Vogel M，Gausche R，et al. 2018. Acceleration of BMI in early childhood and risk of sustained obesity［J］. N Engl J Med，379（14）：1303-1312.

Hripcsak G，Duke J D，Shah N H，et al. 2015. Observational health data sciences and informatics（OHDSI）：opportunities for observational researchers［J］. Stud Health Technol Inform，216：574-578.

IBM：data driven healthcare organizations use big data analytics for big gains；2013.http：//www03.ibm.com/industries/ca/en/healthcare/ documents/Data_driven_healthcare_organizations_use_big_data_analytics_ for_big_gains.pdf.

Kodama Y，Shumway M，Leinonen R，et al. 2012. The sequence read archive：explosive growth of sequencing data［J］. Nucleic Acids Res，40（Database issue）：D54-56.

Lee C H，Yoon H J. 2017. Medical big data：promise and challenges［J］. Kidney Res Clin Pract，36（1）：3-11.

Liang H，Tsui B Y，Ni H，et al. 2019. Evaluation and accurate diagnoses of pediatric diseases using artificial intelligence［J］. Nat Med，25（3）：433-438.

Murdoch T B，Detsky A S. 2013. The inevitable application of big data to health care［J］. JAMA，309（13）：1351-1352.

Obermeyer Z，Samra J K，Mullainathan S. 2017. Individual differences in

normal body temperature: longitudinal big data analysis of patient records[J].
　　BMJ，359：j5468.

Olex A L，Turkett W H，Fetrow J S，et al. 2014. Integration of gene
　　expression data with network-based analysis to identify signaling and
　　metabolic pathways regulated during the development of osteoarthritis［J］.
　　Gene，542（1）：38-45.

Roski J，Bo-Linn G W，Andrews T A. 2014. Creating value in health care
　　through big data: opportunities and policy implications［J］. Health Aff
　　(Millwood)，33（7）：1115-1122.

Rumsfeld J S，Joynt K E，Maddox T M. 2016. Big data analytics to improve
　　cardiovascular care: promise and challenges. Nat Rev Cardiol，13：350-
　　359.

Schlick C J R，Castle J P，Bentrem D J. 2018. Utilizing big data in cancer
　　care［J］. Surg oncol Clin N Am，27（4）：641-652.

Scruggs S B，Watson K，Su A I，et al. 2015. Harnessing the heart of big
　　data. Circ Res，116：1115–1119.

Sinha A，Hripcsak G，Markatou M. 2009. Large datasets in biomedicine: a
　　discussion of salient analytic issues［J］. J Am Med Inform Assoc，16：
　　759-767.

Teramoto A，Fujita H，Yamamuro O，et al. 2016. Automated detection of
　　pulmonary nodules in PET/CT images: Ensemble false-positive reduction
　　using a convolutional neural network technique［J］. Med Phys，43（6）：
　　2821-2827.

Thaha M M，Kumar K P M，Murugan B S，et al. 2019. Brain tumor
　　segmentation using convolutional neural networks in MRI images［J］. J
　　Med Syst，43（9）：294.

Tomasev N，Glorot X，Rae J W，et al. 2019. A clinically applicable approach
　　to continuous prediction of future acute kidney injury［J］. Nature，
　　572（7767）：116-119.

Wang Y，Chen W，Heard K，et al. 2015. Mortality prediction in ICUs using a novel Time-Slicing Cox regression method [J]. AMIA Annu Symp Proc，2015：1289-1295.

Yang J，Li Y，Liu Q，et al. 2020. Brief introduction of medical database and data mining technology in big data era [J]. J Evid Based Med，13（1）：57-69.

Yusuf S，Joseph P，Rangarajan S，et al. 2020. Modifiable risk factors，cardiovascular disease，and mortality in 155 722 individuals from 21 high-income，middle-income，and low-income countries （PURE）：a prospective cohort study [J]. Lancet，395（10226）：795-808.

第 3 章

预后控制医学中的人工智能

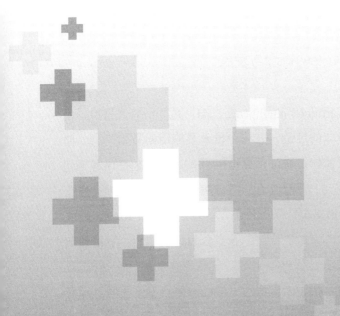

第一节 医学人工智能

进入 21 世纪以来，以人工智能为代表的第四次工业革命拉开了序幕，科学技术的进步是促进现代医学进步的动力，医学的发展也始终建立在科技的不断发展基础上。随着医疗信息化的快速发展和健康大数据的广泛应用，人工智能技术已经成为医学发展的新助力。

一、人工智能的概念与发展

人工智能（artificial intelligence，AI）是一门研究模拟、延伸和扩展人类智能的理论、方法、技术及应用的技术学科。简而言之，其研究目的是通过计算机模拟人类智能来替代甚至超越人类的工作。人工智能作为一门自然科学和社会科学高度交叉融合的学科，借鉴了计算机科学、信息工程、数学、心理学、统计学、语言学、认知学、哲学等多个领域的知识。它的研究内容也非常丰富，包括机器学习、自然语言处理、智能搜索、知识处理、感知问题、模式识别、神经网络、专家系统、遗传算法等方面。

1956 年的美国达特茅斯会议，人工智能的名称被首次提出。早期的人工智能研究停留在利用机械化思考方式与逻辑知识来模拟人脑。经过 60 多年曲折的发展历程，计算机性能提升和算法进步的推动使人工智能技术在近十余年再次成为全球关注的焦点。在大数据、GPU、移动互联网、超级计算等新技术、新理论和经济社会发展强烈需求的共同驱动下，人工智能技术呈现出深度学习、跨界融合、人机协同、群智开放、自主操控等一系列新特征，引领了新一轮的科技革命，开始改变和影响人们的生产生活。

目前全球关于人工智能的国家级政策多达 80 多项，相关政策的量变将引起人工智能发展的质变。人工智能作为国际竞争的新焦点，已被提升到国家战略层面，它不仅可以为经济发展带来新引擎，还可以为社会建设带来新机遇。《促进大数据发展行动纲要》《"十三五"国家信息化规划》《"互联网＋"人工智能三年行动实施方案》《关于促进和规范健康医疗大数据应用发展的指导意见》《新一代人工智能发展规划》《促进新一代人工智能产业发展三年行动计划（2018—2020 年）》等政策先后发布，积极鼓励人工智能在医疗健康领域的应用。作为人工智能应用最具潜力的领域之一，人工智能医疗在国家发展规划中被指出应深化推广人工智能诊疗新模式、新手段的应用，建立快速精准的智能医疗体系。

二、人工智能在医学中的应用

作为颠覆各个领域的强大动力,人工智能这项国家重要战略技术已开始慢慢深入到医疗健康行业的各个环节。目前医疗健康领域的主要矛盾是能力无法满足日益增长的需求,这包括优质医疗资源总量的相对不足与分布不均衡,而人工智能的核心应用价值就是低成本、高效率、提升服务端生产力。人工智能在医疗机构的应用,可以提升大医院的诊疗效率,增强基层医疗的服务水平,在疾病的管理、预测、诊断、治疗服务上发挥较大优势,有利于改善医学诊疗的不确定性和水平发展的不均衡性。

医疗数据的信息化与爆炸性增长为医学人工智能奠定了很好的根基,而机器学习则是实现人工智能的主要技术方式。作为人工智能的技术核心,机器学习的特殊之处在于它可以不断地从数据中吸取教训,不断改善完成既定任务的性能,从而对未来做出预测。近年来,深度学习理论的提出,加上大数据的广泛应用,人工智能开始自主学习、发现规律,在某些领域的应用展现出了超越人类的能力。深度学习作为机器学习的子类,是利用深度神经网络建立和模拟人脑进行分析学习,两者的区别主要在于深度学习对于医疗大数据的信息量更加依赖。

以医疗大数据信息为基础的人工智能技术为医疗服务提供了更加便捷、优化的途径,它不仅带来了医疗技术革新,还促进了医学诊疗模式的转变,对由人主导的传统临床决策起到了巨大的推动作用。预后控制医学在智能医学基础上，强调利用人工智能等信息化方法，打破传统的干预者、干预手段和患者的三方博弈关系，通过纽带作用将原有三者结合为一个新的整体，提升彼此的交互效率，通过新的生产关系创造出新的生产力。目前医学人工智能在诊疗方面的应用主要集中在以下两个方面：一方面，通过智能分析参数、图像、音频、视频等多种医学影像资料，准确提取病灶特征，结合患者病理生理学变化得出认知结论，有助于快速、准确地预防和诊断疾病；另一方面，利用人工智能快速浏览病例数据、诊疗方案、医学文献等文字资料，从大量碎片化数据中提取关键信息，通过推理、分析、对比、归纳和总结技术，开展智能辅助临床决策等问题的研究。现阶段，医学人工智能涵盖了疾病预防、诊断和治疗的3 个过程，具体的应用场景主要包括疾病健康管理、医学影像解析、临床诊疗决策和远程智能手术等。

第二节　智能疾病健康管理

目前的医疗行为主要依赖于患者与医师之间的直接交流，但是通过一系列人工智能技术，如可穿戴设备、智能硬件等，可以使医疗交互不再拘泥于医院之内，患者与医师的直接接触将会大大减少。人工智能不仅可以带来看病模式的变化，还可以极大拓展医疗干预的边界。智能新技术的加入使得医疗的界限不只是临床诊疗，还可以延伸至健康管理的各个方面，甚至是生活方式、饮食习惯等行为，做到疾病的防患于未然。

在疾病的预防、诊断、治疗的医学体系中，最重要的环节莫过于疾病预防，"防患于未然"在各方面的成本都要远小于"治于已然"。疾病健康管理指的是以个体或群体的健康为中心，针对健康危险因素进行疾病风险评估并提供指导与干预。传统的疾病健康管理在数据的获取和处理上相对落后，而人工智能的加入可以使健康数据实时采集、分析与处理，疾病风险在第一时间被评估，并给出个体化健康管理建议，有效降低疾病的发病率。人工智能应用于疾病健康管理的目的在于提高整体预后水平，还可以突破人力资源不足的问题，如全科医师、公共卫生管理人员的缺乏。智能疾病健康管理的应用主要包括个人健康管理与疾病风险预后控制。

一、个人健康管理

人们对于疾病的预防常有所疏漏，一方面是侥幸心理，另一方面是认为预防过程麻烦，但这种情况在人工智能时代将发生巨大变化。从患者角度来考虑，最理想的个人疾病风险预后控制应该是有这样一些设备，可以实时监测身体各项指标，根据指标的变化情况分析发病风险，并给出具体建议，当然这样的设备越小、越方便越好。幸运的是，当今科技的发展使得智能设备慢慢得到普及，这使得个体细致到每个生命体征、每次医疗行为都被记录下来,大大降低了个人健康风险预测的难度,同时也为个体化、针对性的疾病预防工作提供了必要条件。在实际应用中,可以通过将智能设备收集的健康数据进行聚类分析,找到疾病的高危人群特征,进而智能化分析个体的发病风险,从而达到预防疾病的目的。

智能手表、智能手环、智能家庭检测设备等在今天已经不是新鲜事,很多智能设备都可实现用户健康数据的收集,包括心率、血压、睡眠质量、运动行为等。随着传感器技术的发展,在智能设备中可以整合进更多的功能,如体重、体脂率,甚至是血糖、国际标准化比值(INR)、心电图等。能够完整收集健康数据、可以推广应用的智能设备是个人疾病风险预后控制的基础。通过对这些健康数据的动态监测,人工智能技术可以对个体健康进行准确把握,科学合理地预测疾病风险,做到个人健康管理。

智能设备收集个人健康数据的意义在于通过这些数据可对健康状况做出分析,并给出疾病风险预后控制的建议,这个目标如果脱离疾病风险预后控制大数据库的支持是难以完成的。疾病风险预后控制数据平台也依赖智能设备所收集的健康数据,因此平台的建立和智能设备的普及是相辅相成的。智能设备越普及,平台收集到的健康数据越多、越好,就可以提供越优质的疾病风险预后控制服务;越好的疾病风险预后控制服务又可以进一步提升智能设备的应用价值,促进智能设备的进一步普及。一家名为 Welltok 的美国健康管理公司旨在通过旗下的 CaféWell 健康管理优化平台，对用户的日常行为实施个性化干预、教育和指导，引导并极力帮助用户改善健康。该平台通过手机 APP、可穿戴设备等整合人工智能技术给予用户健康管理、慢性疾病恢复、健康饮食等功能指导。健康管理机构通过人工智能技术可以在血糖管理、血压监测、凝血功能监测等慢性疾病管理方面给予患者精准化、高质量、常态化的医疗健康指导，这对于提高患者依从性、改善慢性疾病预后、节约医疗成本具有重要意义。

二、疾病风险预测

准确预测疾病的发生与转归对于公共卫生专家和临床医师至关重要，因为这涉及医疗资源能否有效和精确地使用。人工智能在医疗领域的应用日渐增多，不仅集中在癌症、心血管系统等主要致死性疾病，一些传染性疾病和慢性疾病也在逐渐得到人们的重视，如糖尿病、阿尔茨海默病、炎性肠病、结核病等。

对于公共卫生专家而言，人工智能技术的加入可能有助于应对全球公共卫生领域特有的挑战，并加速实现健康相关领域的可持续发展。人工智能在公共卫生领域的应用主要包括 4 个方面：疾病的诊断、疾病发病率或死亡率风险评估、疾病暴发的预测和监测及健康政策的制订。在 2008 年谷歌公司便推出过流感预测服务，通过检测与分析用户在谷歌上的搜索内容，可以有效跟踪流感的暴发迹象。与传统方法相比，人工智能有助于更快地发现疾病的暴发，从而支持更及时地制订计划和政策。目前，许多科技巨头（如腾讯、百度、IBM 等）公司也在推行区域性针对常见病的疾病预后控制数据库。腾讯公司借助旗下软件的海量数据，探索基于大数据的智能健康服务，如在广东汕头地区与某医院开展合作，尝试进行早期食管癌的筛查。

利用机器学习的多种方法，还可以实现对疾病发病率和死亡率的风险评估。对于重症监护室患者而言，如果短期生存可能性足够高，就将有助于患者及其家属和医师就心肺复苏、气管插管等其他侵入性措施的使用做出关键决策。同样，通过人工智能预测技术还可以确定哪些患者可以从姑息治疗中受益，并确定谁有患败血症或感染性休克的风险。以电子健康记录数据为基础，机器学习和深度学习算法的应用已经能够预测许多重要的临床预后情况和重要参数，如癌症化疗死亡率、再住院率和住院死亡率等。

第三节　智能医学影像识别

以深度神经网络及卷积学习技术为主的人工智能技术正在逐渐走进医学影像学的应用，其超强的认知能力可以弥补干预者经验和时间的不足。智能医学影像识别是通过人工智能技术对 X 线、CT、MRI 及手术录像等进行分析处理，提高影像识别的质量和效率，进而为诊断与治疗提供协助。目前人工智能影像识别可以通过器官识别和血管分割等方法为三维重建影像提供构架，帮助医师更好地了解和分析病变情况；通过机器学习可实现疾病的病理分类，提高诊断的准确率；智能手术视频解析可以帮助外科医师了解与熟悉手术过程，进一步掌握手术方式。

一、数字化三维重建

数字化三维重建技术是在高分辨率 CT 和 MRI 的数据基础上形成立体、精准的器官、组织图像，能够很好地帮助医师了解病变位置及制订手术方案，使手术可以在相对安全、有效的情况下进行，从而降低手术风险，改善患者预后。以病灶部位的影像资料为基础进行三维重建，可以真实地反映病灶位置及与周围器官、血管的解剖关系。医师通过对立体模型中的病灶进行准确评估，可以使手术方案更加合理与个体化，并且可以有效帮助医师与患者及其家属之间更加直观的沟通，对手术效果分析及预后评估具有重要意义。

影像三维重建技术的基本思路为目标识别、目标分割和后续分析。目标器官的识别通常需要人工标注的 CT 和 MRI 图像作为机器学习模型的训练集，获得器官的位置和形状，接着对目标器官进行分割，这种方法简化了算法流程，能获得较高的准确率。此外，人工智能还可以通过与虚拟现实及术中导航技术相结合，将三维重建影像实时投影在手术区域，帮助术者在手术过程中对解剖细节更加了解，从而使手术过程安全、有效地进行。

二、疾病影像诊断

医学影像学资料作为能够准确、直观反映病灶情况的重要诊断依据，结合深度学习技术在图像特征提取的突破性进展，成为人工智能在辅助诊断应用中最受关注的领域之一。通过大数据分析与深度学习，对人类容易忽略或难辨的影像信息进行准确提取和有效分析，从而完成病灶区域识别、疾病分类及局部浸润的预判。

病理诊断是临床诊断的金标准，也是预后判断与后续治疗的重要依据，传统病理诊断对医师经验的依赖性较大，并且容易受到主观因素的影响。近年来人工智能在病理学中的应用突飞猛进，在肿瘤细胞学初筛、良恶性肿瘤鉴别、形态定量分析、组织学分类方面取得了重要突破。通过对肿瘤多个时期在影像及细胞数据上的早期诊断，肿瘤学专家可以对患者进行早期干预，实现预后的优化。

在基于眼底照片的糖尿病视网膜病变检测、基于钼靶影像的乳腺病灶检测、基于皮肤照片的皮肤癌诊断、基于病理切片的乳腺癌淋巴结转移检测等方面，人工智能诊断和分析技术均取得了令人瞩目的成绩。除了根据提取的影像数据的特征进行诊断外，人工智能技术还可以通过构建智能预测模型，对疾病的特征及预后进行预测。一项人工智能预测肿瘤患者预后的研究纳入了 TCGA 癌症数据库的 2186 张肺癌数字化组织切片图像和 294 个组织芯片的信息，通过机器学习算法从这些图像数据中提取了 9879 个定量特征进行分析，筛选出排名靠前的特征用以预测肺癌患者的生存时间，并评估预后情况。

三、手术视频解析

手术视频解析技术是人工智能外科应用的重要组成部分，是智能手术开展的基础。通过对手术视频进行算法解析，可以使计算机理解手术操作，从而对术中操作细节进行提示并指导下一步操作。人工智能手术解析是一种通过深度学习方式，不断收集与理解视频中甚至设备中的操作轨迹，在实践中持续充实知识库。

尽管人工智能手术视频解析起步较晚，但其已具备较成熟的技术思路与方法。常规的手术视频解析内容包括：①将标准化手术视频根据步骤进行分段，也称为流程分析；②检测和识别视频中的特定动作或任务；③对视频中的手术器械进行识别、分割与追踪。有研究引入深度学习提取特征的模式，配合隐马尔可夫模型的建立在识别胆囊切除视频中取得了 92.2% 的离线正确率。在特定动作或任务识别中，还可以借助手术机器人内部的器械运动轨迹记录，以便于特征的提取。但总的来说，视频识别在医学领域的应用还处在初级阶段，只能在一些较简单的手术中进行应用，具有较大的发展空间。尽管如此，随着相关技术的发展，手术视频解析的进步与普及将有助于年轻外科医师的成长，甚至真正实现智能手术，即机器人自主实施手术。

第四节　智能临床诊疗决策

在传统的临床诊疗决策过程中，医师的决策水平主要依赖于个人的学习能力和临床经验的积累。在信息交互高速增长的今天，面对日渐纷繁复杂的病情需要干预者做出快速而准确的临床判断与决策，这需要临床经验的积累、长期坚持的训练、大量的文献阅读和紧跟学科前沿。通过海量医学大数据和专业知识学习，模拟干预者的思维和诊疗方式，应用自然语言处理、认知技术、机器学习等技术，人工智能有望具备一定的决策能力，在短时间内提供精准高效的诊断结果与个性化治疗方案。

在临床医学不断发展的今天，医学诊断和治疗的手段愈发多样化，如何选择合适的诊疗方法是每个医师都要面对的情况。在日常的临床工作中不难发现，面对同样的疾病，患者选择不同的医疗机构甚至是同一医院的不同医师就诊，都可能会得到不一样的诊断结果与治疗方案，如果遵循患者预后至上的原则，人工智能或许可以辅助最佳诊疗决策的制订。

一、临床决策支持系统

临床决策支持系统（CDSS）是一种交互式专家系统，用以协助医务人员进行诊疗决策，它是人工智能技术在医疗领域应用的主要实践，其工作定义为"连接临床观察与临床知识，影响临床决策以改善临床结果"。DXplain 是第一种 CDSS 系统，它是哈佛大学医学院在 1986 年开发的第一个商业化人工智能诊断系统。在早期测试中，DXplain 系统对 46 例不同类型的患者进行诊断，其准确率和由 5 名专家组成的评委会相比无显著差异。多篇系统回顾性研究的结果表明，CDSS 的应用有助于改进临床工作，改善患者的预后。一个有效的 CDSS 被认为应该具有以下特征：①自动推送结果；②与临床工作流程相整合；③基于电子系统；④可床旁使用；⑤提供推荐意见。

医学人工智能的巨大潜力吸引了世界各大电子技术巨头，除了起步最早也是最出名的 IBM 的 Watson 智能系统，谷歌、微软、百度、腾讯、阿里巴巴等公司不约而同地跟进这块领域。因击败围棋冠军而声名鹊起的 Alpha Go 的母公司——谷歌公司在 2016 年 2 月成立了 DeepMind Health 部门，与英国国家健康体系（NHS）合作开展辅助决策研究，用以提高临床干预效果和患者的安全性。DeepMind Health 参与了 NHS 一项利用深度学习技术设计头颈癌患者放射治疗的研究，并和英国摩菲眼科医院合作将人工智能技术用于眼部疾病的早期诊断与治疗。微软于 2016 年也推出了医疗人工智能计划 Hanover，其目标是帮助寻找有效的药物和治疗方案，它通过和俄勒冈健康与科学大学 Knight 癌症研究所合作，共同进行药物研发与个体化治疗的研究。

二、辅助诊断

1975 年报道的 MYCIN 系统是人工智能在医学中首次较为成功的尝试，它是一种通过识别血液中细菌种类并推荐抗生素的系统。MYCIN 系统在当时的试验中，诊断准确率高于同时期的临床医师，但因受限于伦理和技术，并没有在临床实际中运用。然而，它开创了人工智能在医学应用的先河，催生了后来的医疗专家系统，具有里程碑式的意义。数据和算法作为人工智能的核心，在 21 世纪的第二个十年迎来了充分发展。互联网技术突飞猛进的发展为数据的大规模交互提供了条件；深度神经网络的发展让人们看到了人工智能大规模应用的曙光；电子设备的普及让医疗过程中的每个信息都有据可循。

人工智能辅助诊断模型的核心算法与前面所介绍的各种模型并无太大差异，并常与大数据技术相结合。首先是收集既往患者的病历资料、教材和文献等内容，作为训练数据让智能诊断系统进行学习。在临床应用时将根据患者的症状、主诉及检查结果给出初步的诊断建议。在诊疗结束后，还可以将该患者的数据上传回数据平台，对系统进行进一步的优化。在一定程度上，智能辅助诊断可能会颠覆目前在门诊进行诊断的看病模式，医疗行为可以不依赖专门的门诊场所进行疾病诊断，智能诊断平台可将患者直接与治疗相连通。

2016 年 10 月百度公司发布了旗下人工智能在医学领域的最新成果——百度医疗大脑计划。该计划目标是辅助基层医师完成问诊，打造开放的医疗智能平台。阿里巴巴公司也将研究重点放在智能诊断上，2017 年 7 月阿里巴巴旗下的阿里健康发布了一款名为"Doctor You"的人工智能医疗系统，包含临床医学科研诊断平台、医疗辅助检测引擎、医师能力培训系统等。阿里健康通过与医院、学校和科研机构等开展合作，研究针对糖尿病、肺癌、眼底疾病等 20 多种疾病的早期诊断技术。高科技企业主导，联合医院和院校进行开发是当今智能医学领域的特色。这样的新模式可以有效助力医学人工智能的研究与开发，更好地加快人工智能技术进入医疗应用的速度。

三、治疗决策制订

与辅助诊断相比，人工智能辅助治疗决策制订目前还是涉足较浅的领域。智能诊断大数据平台是完成检查数据与诊断结果的分类任务，而智能辅助治疗决策是将所采取的治疗方案与预后结果处理成结构化数据进行相应分析。根据预后控制医学理念，在治疗决策制订时人工智能可以患者预后最优化为目标，提供多种治疗方案。在临床实际运用时，还需要根据干预者、干预手段及患者的不同情况进行综合考虑。

治疗决策的制订本质上是一个决策树模型的基本结构，人工智能的加入则是以深度神经网络等深度结构为核心算法，通过病历资料、教科书及文献等内容学习经验，对预后结果做出预测，给出有排序的治疗建议，供医师进行参考。在临床工作中，医师不仅要治病，有时候还要对症处理。因此，智能治疗决策制订在目前的应用仅是针对主要疾病提供治疗方案，整体的治疗决策还是依赖干预者的全盘考虑。

第五节　远程、智能化机器人手术

机器人手术系统最早起源于远程手术，其早期研发主要是为了满足航空航天和军事领域的需求。在 20 世纪 70 年代，美国航空航天局和国防部门就启动了远程机器人手术的研究，当时的设想是在航空和战场环境下，外科医师通过远程手术机器人对宇航员或伤员进行手术。然而受制于环境的复杂性与科技的发展水平，即使建立了有线网络连接也难以实现该技术的应用。从那以后，关于手术机器人的研制便受到了人们的关注，先后出现了 Probot 机器人（1980 年）、AESOP 内镜操作机器人（1994 年）、ZEUS 机器人（1996 年）等多个系统。

直到 2000 年，美国 Intuitive Surgical 公司获批的达芬奇手术机器人系统才真正将手术机器人的应用推向一个新的高度。该系统包括：①外科医师控制台；②操作臂和镜头臂组成的手术台车；③三维高清视频影像平台。三维影像高清系统可赋予术野真实的深度感，利于术中找准解剖层次、分辨细小结构；具有 7 个自由度的操作手臂，可以灵活、稳定地用于分离、缝合、打结等精细操作，显著提高手术的安全性与准确性。达芬奇手术机器人系统不仅给微创外科带来了巨大变革，还为外科手术的远程化与智能化操作提供了平台。

一、远程机器人手术

远程机器人手术是指外科医师在远程通信技术的帮助下，借助机器人实时对异地患者进行手术。远程机器人手术实现的关键是机器人主、从系统操作的一致性与实时性问题，其次还包含信号的稳定、抗干扰和高通量传输等技术问题。尽管早在 2001 年，ZEUS 机器人便完成了跨大西洋远程手术的尝试，但远程机器人手术由于信号传输延迟和不稳定性的限制，迟迟未能进入临床应用。

当前移动通信、互联网及手术机器人等相关技术的发展为远程手术的实现奠定了基础。第五代移动通信技术 5G 的出现再次将远程手术的实现推进一步，它具有高速率、多连接、低时延的优势，可以极大地促进跨行业融合创新、推动智能产业发展，该技术的应用可以解决远程手术最为关键的数据传输问题。2018 年 12 月，笔者所在团队应用国产主从式机器人手术系统，成功对 50km 以外的实验猪进行了肝楔形切除术，这是世界首例基于 5G 通信技术的远程机器人手术的动物实验。

　　远程机器人手术一方面可使患者有机会得到最优外科医师的治疗，有利于把握最佳的治疗时机，优化医疗资源配置；另一方面，远程手术系统还可以使患者在特殊情况下尽早实施手术，有助于救治效率的提升。但是远程机器人手术技术目前仍然处于动物实验和临床试验阶段，信息传输延迟、手术团队培养成本高、手术方式尚未统一、适应证选择等一系列问题还需要解决。

二、智能机器人手术

　　目前人工智能技术在手术机器人的应用主要局限于为术者提供手术操作的辅助，人工智能在手术过程中运用虚拟现实技术将重建的病灶和功能区等实时渲染到术中视觉影像中，可以提高手术的精准性。如脊柱外科机器人 Mazor X 通过术前分析、术中指导和实时三维验证技术的引入，有效提高了脊柱植入手术的精准度。

　　完全人工智能化是机器人手术系统发展的核心和难点，除了是精细手术的实施工具，手术机器人还应该是通过分析大量高维度的实时数据，利用许多先进的传感器，主动识别病灶位置、制订手术方案，在外科医师的监督下自动实施手术，实现全智能化机器人手术。人工智能手术机器人主要包括 4 个方面的技术：①机器人技术；②可视化技术；③仪器仪表；④数据分析。2016年美国马里兰大学团队开发的STAR机器人是全球首台全自动手术机器人，该机器人通过荧光标记手术位置，自主完成了猪小肠端端吻合。

远程智能机器人手术也是未来手术机器人发展的方向，可以称之为"基于智能云的机器人自主手术"。该技术实施的思想包括：云端储存海量专家手术数据库，云端构建人工智能外科专家系统，云端分析患者多模态资料并根据专家系统制订手术计划，最后由人工智能驱动机器人系统进行手术操作，而外科专家则可通过云端同时监督不同地区的多台机器人手术。

参考文献

董可男，王楠. 2017. 智能医疗时代的曙光——人工智能+健康医疗应用概览［J］. 大数据时代，4：26-37.

付宜利，潘博. 2019. 微创外科手术机器人技术研究进展［J］. 哈尔滨工业大学学报，51（1）：1-15.

高奇琦，吕俊延. 2017. 智能医疗：人工智能时代对公共卫生的机遇与挑战［J］. 电子政务，11：11-19.

刘荣. 2017. 智能外科的机遇与挑战［J］. 中华腔镜外科杂志（电子版），10（6）：327-329.

刘荣. 2018. 智能医学的概念与应用［J］. 中华医学杂志，98（34）：2697-2699.

刘荣. 2018. 走进智能医学新时代［J］. 中华腔镜外科杂志（电子版），11（2）：65-67.

刘荣，刘渠，王斐，等. 2019. 预后控制外科：从理论到实践［J］. 科学通报，64（11）：1137-1148.

刘荣，赵国栋，孙玉宁，等 . 2019. 5G 远程机器人手术动物实验研究 [J]. 中华腔镜外科杂志（电子版），12（1）：45-48.

戚仕涛，刘铁兵 . 2011. 外科手术机器人系统及其临床应用 [J]. 中国医疗设备，26（6）：56-59.

王海星，田雪晴，游茂，等 . 2018. 人工智能在医疗领域应用现状、问题及建议 [J]. 卫生软科学，32（05）：3-5+9.

于观贞，刘西洋，张彦春，等 . 2018. 人工智能在临床医学中的应用与思考 [J]. 第二军医大学学报，39（4）：358-365.

周瑞泉，纪洪辰，刘荣 . 2018. 智能医学影像识别研究现状与展望 [J]. 第二军医大学学报，39（8）：917-922.

Alexander A D. 1973. Impacts of telemation on modern society [C]. Human Factors and Ergonomics Society Annual Meeting Proceedings，121-136.

Barnett G O，Cimino J J，Hupp J A，et al. 1987. DXplain. An evolving diagnostic decision-support system [J]. JAMA，258（1）：67-74.

Berner，Eta S. 2007. Clinical decision support systems. New York，NY：Springer.

Dugas A F，Jalalpour M，Gel Y，et al. 2013. Influenza forecasting with Google Flu Trends [J]. PLoS One，8（2）：e56176.

Elfiky A A，Pany M J，Parikh R B，et al. 2018. Development and application of a machine learning approach to assess short-term mortality risk among patients with cancer starting chemotherapy [J]. JAMA Netw Open，1（3）：e180926.

Garg A X，Adhikari N K，McDonald H，et al. 2005. Effects of computerized clinical decision support systems on practitioner performance and patient outcomes：a systematic review [J]. JAMA，293（10）：1223-1238.

Jones T R，Kang I H，Wheeler D B，et al. 2008. CellProfiler Analyst：data exploration and analysis software for complex image-based screens [J]. BMC Bioinformatics，9：482.

Kawamoto K，Houlihan C A，Balas E A，et al. 2005. Improving clinical practice using clinical decision support systems: a systematic review of trials to identify features critical to success [J]. BMJ, 330 (7494): 765.

Khan A, Meyers J E, Siasios I, et al. 2019. Next-Generation Robotic Spine Surgery: First Report on Feasibility, Safety, and Learning Curve [J]. Oper Neurosurg (Hagerstown), 17 (1): 61-69.

Lake I R, Colon-Gonzalez F J, Barker G C, et al. 2019. Machine learning to refine decision making within a syndromic surveillance service [J]. BMC Public Health, 19 (1): 559.

Lawrence D R, Palacios-Gonzalez C, Harris J. 2016. Artificial Intelligence [J]. Camb Q Healthc Ethics, 25 (2): 250-261.

Lea C, Reiter A, Vidal R, et al. 2016. Segmental spatiotemporal CNNs for fine-grained action segmentation [C]. European Conference on Computer Vision. ECCV 2016: Computer Vision. Springer, 36-52.

Lee C, Wang Y, Uecker D, et al. 2002. Image analysis for automated tracking in robot-assisted endoscopic surgery [C]. The 12th International Conference on Pattern Recognition. IEEE, 88-92.

Miotto R, Li L, Kidd B A, et al. 2016. Deep Patient: An unsupervised representation to predict the future of patients from the Electronic Health Records [J]. Sci Rep, 6: 26094.

Noorbakhsh-Sabet N, Zand R, Zhang Y, et al. 2019. Artificial intelligence transforms the future of health Care [J]. Am J Med, 132 (7): 795-801.

Shademan A, Decker R S, Opfermann J D, et al. 2016. Supervised autonomous robotic soft tissue surgery [J]. Sci Transl Med, 8 (337): 337ra64.

Shortliffe E H, Buchanan B G. 1975. A model of inexact reasoning in medicine [J]. Elsevier, 23: 3-4.

Twinanda A P, Shehata S, Mutter D, et al. 2016. Endonet: a deep architecture for recognition tasks on laparoscopic videos ［J］. IEEE Transactions on Medical Imaging，36（1）：86-97.

Weede O，Dittrich F，Worn H，et al. 2013. Workflow analysis and surgical phase recognition in minimally invasive surgery ［C］. 2012 IEEE International Conference on Robotics and Biomimetics （ROBIO）. IEEE，1080-1074.

Welltok 与 IBM 沃森合作 . 2017. 人工智能探路健康管理 ［EB/OL］. http：//www.sohu.com/a/125107525_313392.

第 4 章

预后控制医学中的数学建模

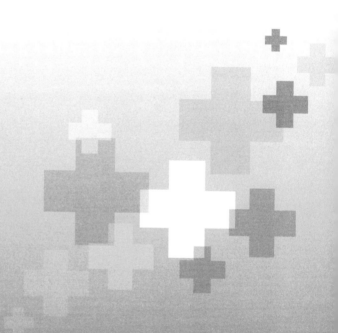

第一节　数学模型与医学

一、数学模型与临床医学

传统医学以经验为主，临床医师通过自己对疾病的认识和非实验性经验的积累为患者进行疾病的诊断与治疗，因此，医师个人的经验与能力成为影响患者预后的主要因素。传统医学有其时代局限性：首先，传统医学的诊疗质量过于依赖医师个人的经验与主观决策，因此诊疗效果并不稳定，诊疗过程的科学性和规范性难以把握；其次，个人的经验是有限的，仅凭个人非实验性临床经验难以全面认识疾病发生、发展的规律；另外，随着时代的发展，人们对医疗健康有了更高的要求，医学模式也转变成为生物－心理－社会医学模式，现代医学模式要求医学把人看成一个多层次、完整的连续体，医师除了关注人的疾病与健康外，还需要关注生物的、心理和行为的及社会各种因素的综合作用，传统医学难以满足新时代人们对医疗健康的需求。

数学是研究数量、结构、变化及空间模型等概念的学科，具有高度抽象性和严谨性，广泛应用于现实生活中的各个领域。

数学模型是指通过分析一个现实研究对象的内在规律，运用合适的数学工具，从而得到的一个数学结构，具有科学性、普遍性、实践性的特点。常见的数学模型有解析型、仿真型、拟合型和决策型。

随着时代的发展和科技的进步，数学方法在临床医学中的应用范围越来越广。当代临床医学正在从定性研究向定量研究转变，许多问题需要通过建立数学模型进行研究解决，当代医学研究常用的研究方法，如显著性检验、回归分析、方差分析、最大似然估计、决策树等均为基于统计学原理的数学模型及分析。在公共卫生领域，数学模型可以模拟疾病的流行，评估疾病治疗成本，从而为国家政策的制定提供有力支持。在生物医学领域，数学模型可以部分代替某些技术复杂、条件特殊、难以控制和重复的实验。通过建立数学模型，研究者可以改进实验设计，获得生物系统动态定量变化的实验数据及预测特殊条件下的实验结果，同时减少了实验动物的数量。数学模型可推动医学突破传统经验医学的束缚，向着定量、精确、可计算、可预测、可控制方向发展，并派生出生物医学工程、数量遗传学、药物代谢动力学、计量诊断学、计量治疗学、定量生理学等一系列交叉学科，使医学发展到一个新的阶段。

二、数学模型与预防医学

预防医学是从医学科学体系中分化出来的，它是研究预防和消灭病害，讲究卫生，增强体质，改善和创造有利于健康的生产环境和生活条件的科学。预防医学是以"环境 – 人群 – 健康"为模式，以人群为研究对象，以预防为主要指导思想，运用现代医学知识和方法研究环境对健康影响的规律，制定预防人类疾病发生的措施，实现促进健康、预防伤残和夭折为目的的一门科学。预防医学的特点：工作对象包括个体和群体，工作重点是健康和无症状患者，对策与措施更具积极预防作用，更具人群健康效益，研究方法上更注重微观和宏观相结合，研究重点是环境与人群健康之间的关系。预防医学的主要内容是公共卫生。公共卫生是关系人民大众健康的公共事业，通过评价、政策发展和保障措施来预防疾病，延长寿命，促进人们的身心健康。公共卫生具体内容包括对重大疾病尤其是传染病的预防、监控和治疗，对食品、药品、公共卫生环境的监督、管制及免疫接种等。由于人群中疾病与健康的关系受多种因素影响，同时公共政策的制定和实施还需要考虑社会成本与效益，因此公共卫生需要借助数学模型来实现疾病控制与政策的制定。

　　传染病曾经是我国因疾病死亡的首要因素，随着我国卫生事业的发展，许多传染病的发生率逐渐下降，但仍面临着如传染性非典型肺炎、甲型 H1N1 流感、人感染 H7N9 禽流感及新型冠状病毒肺炎的威胁，这些疾病的流行对我国人民生命健康安全、社会安定和经济发展造成了巨大影响。在传染病学中，主要应用的是 Kermark 与 McKendirk 根据动力学方法建立的 SIR 传染病模型，该模型假设易感人群、感染人群和康复人群在病毒发展规律下以一定概率向其他状态转移,形成"易感态—感染态—康复态"的动力学模型,可以实现对病毒的传染趋势在一定精度内的评估与预测。研究人员又在此基础上推广了针对不同情况的转染病模型,包括:SI 模型,患病后患者难以治愈;SIS 模型,患病后患者可以治愈,但是不具有免疫力;SIR 模型,患者治愈后获得终身免疫力;SIRS 模型,患者康复后只有暂时免疫力,单位时间内部分康复者丧失免疫力可能再次被感染;SEIR 模型,考虑潜伏期导致感染过程存在迟滞性,串联潜伏期人群。2020 年 1 月以来,新型冠状病毒疫情迅速蔓延。有学者根据新型冠状病毒肺炎的特征在 SEIR 模型中增加了无症状感染人群和住院人群两种状态,从而更好地描述疾病的传播。有学者结合动力学模型与 Logistic 增长模型构建出用于实时预测的极限 IR 模型,该模型可以用于疫情趋势的实时预测分析。通过应用数学模型,研究人员可以研究疾病感染和传播机制,预测分析疫情发展的趋势,理论评估各种预防、治疗和控制方案效果,从而为政府制定、实施合适的干预手段提供参考。

三、数学模型与基础医学

基础医学中的药物代谢动力学是研究药物在机体的作用下发生的变化及其规律,包括药物在体内的吸收、分布、代谢和排泄过程,特别是血药浓度随时间变化的规律、影响药物疗效的因素。临床合理用药、新药开发、药物评价及药物剂型改进均离不开药物代谢动力学。房室模型是药物代谢动力学中广泛采用的模型之一,由一个至数个房室组成,一个为中央室,其余为周围室。该模型为一种抽象的表达方式,并非特指机体中的某一器官或组织。房室数目的确定依据药物在体内运转速率是否一致进行划分,常见的房室模型有一房室模型、二房室模型和三房室模型。不同房室模型有相应的数学方程式。运用房室模型,可以将机体视作一个或多个房室组成的系统,从而将复杂的分布过程模式化,药物浓度除受吸收和消除的影响外,在未达分布平衡前,还受药物分布的影响。通过房室模型可以分析药物在身体内的分布情况,从而获得最佳给药方式及血药浓度峰值时间。确定给药剂量、给药途径、给药速度和给药间隔,是制订和调整给药方案的重要内容。借助数学模型,临床医师为不同病情、不同体质的患者选择个体化药物治疗方案,从而尽可能达到安全、有效、合理用药,使患者获得最好的疗效且减少不良反应的发生,满足现代医学精准医疗的要求。

基础医学中的生理学是研究机体生命活动各种现象及其功能活动规律的科学,生理学研究为现代医学提供了重要的科学基础。研究人员借助理化技术观察生理学活动的现象,以数据、图像表现这种生理活动的情况,运用数理统计方法,整理分析资料,使生理学从定性研究走向定量研究。数学模型为生理学提供了重要工具,有利于研究人员更加透彻理解某种生理现象。膜电位是引起血管平滑肌收缩的重要因素,有学者建立数学模型来解释主要离子电流对膜电位的定量贡献。他们通过引入可变参数，构建不同参数的细胞群，筛选出具有肺动脉平滑肌细胞电生理特性的细胞，通过灵敏度分析和电流参数的校正，评估各离子电流对膜电位的贡献，该模型的提出为研究不同条件下肺动脉平滑肌细胞电生理特性提供了有力帮助。

生物系统是一个动态系统，它不断地与外界进行物质、能量的交换，其调节机制复杂，同时很多变量难以控制和测量，因此实验研究很难揭示其内在的相关关系，并且实验结论也可能不一致。数学模型可以部分代替某些技术复杂、条件特殊、难以控制和重复的实验，并且对生理系统进行仿真，达到部分替代生理实验的效果。研究人员通过对生理系统，如呼吸、血压、体温调节系统的建模，进行模拟实验，从而减少了实验动物的消耗。

第二节　数学模型与预后控制医学

一、数学模型与患者预后

随着科技的不断发展，医疗技术和设备不断升级、诊治方法不断更新、医疗理念不断完善。然而有些时候医疗科技研究过度聚焦于技术和方法本身，忽视了医疗科技发展的根本目的在于提高疾病治疗质量，改善患者预后。

患者预后是评判医疗干预的最重要标准，最优化的患者预后是疾病治疗中应始终坚持的目标。统计学模型是定量精准评估患者预后的有力工具，科研人员借助显著性检验、回归分析、方差分析研究某种干预手段是否有效，分析其治愈率高低。对于一些慢性疾病或恶性肿瘤患者的远期疗效观察，不仅需要关注是否出现某种结局，还应考虑出现这一结局所经历的时间长短。常用的生存率非参数估计法有乘积极限法（Kaplan-Meier法），通过该方法可以绘制出存活曲线，获得中位生存期，中位生存期的长短可直观反映预后的好坏。另外，Cox 比例风险回归模型可以用于生存资料的影响因素分析，为科研人员分析影响预后的因素提供很好的数学工具。

二、数学模型与疾病风险管理

疾病风险是指疾病所导致的某种不良事件发生的可能性与其产生后果的组合。预后控制医学以患者预后为医疗追求最终目标，使干预者以最小的干预风险换取最大程度的疾病风险优化。干预过程中对疾病风险的优化即为预后控制医学理论中的风险管理，实施预后控制医学的过程即为疾病的风险管理过程。

风险管理过程包括风险评估和风险控制两部分。风险评估范围包括疾病因素、干预者、干预手段和干预时机带来的风险。疾病因素是风险评估的基础，对疾病清楚透彻的研究是干预者进行合理干预的保障。数学模型是疾病定量研究的重要工具，对于复杂疾病，如慢性淋巴细胞白血病，有学者提出有关慢性淋巴细胞白血病的动态模型，通过利用生理相关的细胞迁移，将延迟分化细胞周期模型相互连接，获得慢性淋巴细胞白血病的时空分布模型，该模型对疾病进展的异质性有良好的捕捉能力。通过数学模型，干预者可以透过风险表面，抓住问题的症结，探求造成医学风险的成因，做到根据不同疾病的病理生理学特点从源头上采取措施控制风险。数学模型同样应用于疾病预测，常见的模型为马尔可夫链，该模型将所研究疾病的发病率划分为若干个状态，根据观察时间间隔将时间分为若干状态，然后计算各状态间的转移次数，确定转移概率矩阵，该矩阵反映了疾病由某种状态转移到各种状态可能性的大小，研究人员可以通过转移概率矩阵预测疾病的未来变化。数学模型可以定量总结既往大量临床实践经验，系统认识疾病治疗过程中的风险问题，从而使干预者在风险发生之前实施干预，实现超前控制，能够有效防治风险发生时的被动失控，将风险带来的危害降到最低，实现精准、优化的风险管理。

风险控制的过程是预后控制医学的核心操作过程，是干预者选择恰当的干预时机实施干预手段优化和组合的过程。要实现最佳的风险控制，既需要对传统医学方法的全面掌握，还需要紧跟学科发展前沿，将先进的人工智能方法应用到诊疗过程中，从而改变疾病的诊疗模式，提高医学实践水平。风险控制的主旨是实现疾病风险、干预风险与患者获益之间的平衡，在确保患者获益最大化原则下进行反复的风险评价，力图通过对干预者、干预手段和干预时机的不断优化和配置组合来实现患者的最优预后。数学模型可以实现风险评价、优化干预三要素，从而为风险控制的实现提供有力保障。

三、数学模型与干预三要素

干预者、干预手段和干预时机涵盖了疾病风险管理的各个方面，也是影响患者预后的 3 个重要因素，数学模型为实现干预者、干预手段和干预时机的优化和组合提供了有力工具，为实现患者获益最大化提供了可行方法。

1. **数学模型与干预者**　干预者是诊疗过程的主体，干预者的经验能力决定了临床决策的制订，决定了干预时机的选择，也决定了干预手段实施的质量。作为预后控制医学的主导者和执行者，干预者需要有科学严谨的精神，并且在医疗发展中与时俱进。干预者需要从大量临床实践中提高临床思维和判断能力，还要擅于利用循证医学、多学科协作、大数据和人工智能等各方面干预手段来提高临床决策的准确性，提高医疗干预的有效性，保证干预时机的及时性。然而，由于不同干预者临床实践的年限及医疗信息获取能力的不同，干预者的经验能力也相差较大。另外，干预者制订治疗计划时，往往考虑先前患者的治疗经验，但是过去经验往往是一种主观定性的经验，有学者利用贝叶斯公式设计出一种数学模型，该模型可以从过去患者身上获取信息，将先前的治疗信息和当前患者获得的信息结合起来，构建出数学模型参数值的先验信息，然后利用先验信息最大化当前患者参数的后验概率，通过快速学习技术实现治疗计划的优化。该模型在前列腺癌患者中进行了初步试验，证实了该模型的有效性，该模型可以将干预者的主观经验转变成一种客观定量的表达，展现了数学模型和计算机学习在医学决策中的巨大潜力。

干预者在实施干预过程中还会面临另一个难题，不同患者个体差异较大，某种适用于先前患者的干预过程不一定适用于所有患者，这需要干预者对不同患者实施精准医疗，根据每位患者的个体差异来调整疾病的预防和治疗方法。精准医学通过组学大数据与临床医学结合，把组学大数据应用到临床医学中，从而提高医疗诊断的准确度，提高治疗的效果，精准医学为理性定量描述患者的动态提供了希望，但是目前缺乏对临床基础研究的有效转化。数学模型被认为是实现精准医学的关键技术，有学者基于动力学模型建立了一个心脏有限元模型，该模型能够模拟心肌主动收缩时的非线性性质，计算心肌的特性和应力，从而为干预者了解患者心血管病理学特征及制订心脏外科治疗方案提供帮助。

随着循证医学的不断发展，干预者的经验能力不仅来源于干预者的临床实践，还来源于高质量的科学证据。高质量的科学证据是干预者进行干预方案决策的重要基础，荟萃分析通过统计学模型合并了多个独立同类研究，从而增大样本量、提高检验效能，对效应的估计更精确。荟萃分析结果对提升干预者的干预能力和水平发挥着重要作用。

数学模型对干预者的干预决策优化有着重要帮助，通过基于决策树、贝叶斯方法等数学模型构建的决策树，干预者可以将客观医学证据、临床工作经验和技能的积累，以及不同患者医疗需求结合起来，综合分析，从而提高诊断的准确性，寻求最有效、最合理的治疗方案，提高患者的生活质量，最终实现临床决策科学化。同时，数学决策模型有助于干预者转变临床思维、制订诊断与治疗决策。另外，数学决策模型可以使干预者全面、系统地了解当前某一领域的研究现状，并付诸临床实践，还能让干预者从中发现一些尚未解决的临床问题，将其作为新的研究方向，为临床提供指导。

2. 数学模型与干预手段　干预手段是完成疾病干预的直接工具，干预手段的合理和恰当使用是实现患者良好预后的关键因素。随着医疗科技的发展，干预手段丰富多样，不仅实现了对现有的诊疗方法的更新换代，还带来了更多创新性诊疗手段和理念，数学模型在干预手段优化过程中起着重要作用。影像学检查是医疗实践中一种重要检查方式，随着影像学技术的普及，辐射剂量问题受到了广泛关注，如何减少辐射剂量成为一个热点问题。应用基于蒙特卡洛方法的辐射剂量数学模型，可以模拟患者的辐射剂量，从而避免不必要的重复照射。

外科手术是一种重要的医学干预手段，术前手术计划对于外科手术来说至关重要。有学者借助人脸三维图形模型和结合了面部软组织物理特性的有限元数学模型，构建了一个计算机程序，该程序可以预测特定患者模型面部整形手术的结果，进而优化整形外科手术计划，提升干预效果。随着技术的进步，微创手术不断发展，微创手术中转开腹率也成为许多研究者的关注方向，有学者提出了一个二级回归模型，该模型可以预测腹腔镜直肠手术中转开腹率，并且通过优化相关影响因素来降低微创手术中转率。手术干预对于患者来说是一种损伤，如何从手术中快速恢复是外科医师关注的重点，数学模型不仅可以优化手术干预方案和过程，还可以优化干预后的恢复过程。有学者提出了应用于外科伤口愈合指导的 ABM（agent-based models），该模型通过临床可以获得的反映组织炎症水平的相关指标和愈合伤口的宏观视觉特征，预测伤口的发展轨迹和愈合潜力，为外科伤口的更好愈合提供指导。数学模型的建立为精准化干预和护理提供可能。

放疗和化疗是癌症的一种重要治疗手段，由于癌症的复杂性，基于人群制订的肿瘤放、化疗方案不一定是某些特定患者的最佳治疗方案。癌症治疗的有效性受细胞内外异质性及组织微环境动态变化的影响，因此优化放化疗方案必须考虑相关因素。随着遗传、蛋白质组学和其他生化、生物学数据的不断积累，癌症数学模型得到长足发展。研究者通过将发生在不同时空、尺度的生物过程耦合起来，建立了肿瘤生长和扩散的多尺度数学模型，该模型将放、化疗的多重效应纳入患者生存率，有助于设计针对患者的最佳多模式干预方案，从而提高患者的生活质量。

由于医师与患者双方在医学知识方面信息完全不对称，医学风险往往是发生医疗纠纷事故的导火索，因此数学模型对干预手段进行积极有效的优化，可以提高患者的治疗结果、改善预后，有利于建立起和谐良好的医疗环境和医患关系。

3. **数学模型与干预时机**　干预时机是干预者应用干预手段对疾病风险进行控制和干预的时间节点。干预时机是医疗过程中"看不见、摸不着"的主观因素，并且与其他要素有着密切的内在联系。干预时机的选择不仅受疾病风险、干预者和干预手段三者的影响，而且能够反作用于疾病风险，影响干预的效果和预后。恰当的干预时机有助于干预目标的实现，而错误的干预时机，即使最优化的干预者和干预手段也往往无法实现良好的预后。在临床工作中，干预时机不是一成不变的，当疾病风险和与之相对应的干预者和干预手段出现变化时，干预时机也要做出相应调整，即干预时机的动态优化。这需要干预者善于思考，全面把握与干预有关的各个要素，进行合理配置、优化。这对干预者有着较高要求，然而不是所有干预者都能够很好地把握干预时机的动态变化，而数学模型的应用为干预时机的选择提供了定量的方法。

肿瘤是机体细胞在各种始动和促进因素作用下产生的增生和异常分化形成的新生物。新生物一旦形成，不因病因消除而停止生长。它的生长不受正常机体的生理调节，而且会破坏正常的组织与器官。因此肿瘤患者病程往往较为复杂，干预时机的把握显得尤为重要。早期诊断在肿瘤治疗中意义重大，肿瘤筛查是实现肿瘤早期诊断的重要方法。筛查指南建议对于乳腺癌和结肠癌等疾病的筛查间隔通常基于疾病在人群中的发病风险。随着越来越多用于预测癌症风险的肿瘤标志物的出现及个体化医学发展，有必要对特定风险患者制订特定的肿瘤筛查间隔，有学者建立了一个乳腺癌筛查最佳筛查间隔时间的数学模型，该模型可适用于许多不同风险水平患者的筛查，在保证干预效果的同时控制了干预成本，满足了个体化医学的要求。

化疗是肿瘤治疗的另一种重要干预手段，临床指南制订的化疗方案相对较少考虑患者的特异性及肿瘤的特异性，化疗方案的选择、强度、持续时间通常取决于临床医师和临床中心的经验。有学者建立了一个对急性髓细胞性白血病静脉注射柔红霉素和阿糖胞苷的强化化疗周期的数学模型，该模型主要参数包括患者的生理数据、肿瘤负荷指标和细胞周期动力学特征，其利用两名白血病患者的细胞周期数据模拟结果，提出了一个使用强化和非强化治疗方案的标准治疗过程。该方案的优化显示出数学模型在干预手段和干预时机优化中的重要作用。

数学模型为干预过程中"看不见、摸不着"的主观因素干预时机进行了客观优化，对临床工作有着现实指导意义。一方面，合理的干预时机能够使干预者发挥出最大的主观能动性，充分利用其临床思维和客观实际以便更好地做出决策并实施干预；另一方面，通过合理的干预时机还可以跳出医疗水平和平台对干预者和干预手段的局限，在现有的诊疗水平和干预能力范围内使患者获得最好的治疗效果。

四、小结

当今时代，互联网和大数据技术飞速发展，人工智能技术在医疗领域逐渐应用，以干预者经验为主导的传统临床决策系统和过度倚重干预手段的循证医学受到了新的冲击与挑战。同时医学科技的飞速发展使得新的疾病诊疗方法层出不穷，这些高科技诊疗方法不仅带来了先进的诊疗手段，还影响着医学治疗理念。干预者只有不断紧跟学科发展前沿，不断更新疾病的诊疗理念，只有将个人的临床经验、实践能力与高级循证医学证据和人工智能技术相融合，才能做出迅速、准确、适当的临床决策，才能在最恰当的干预时机应用最恰当的干预手段，才能将疾病的风险预先控制在最小范围，从而达到最优的预后效果，实现预后控制医学的目标。

数学模型为预后控制医学提供了有力工具，数学模型的应用主要有以下几点：①数学模型有利于干预者更好地解疾病风险。研究人员对疾病病程进行分析研究，建立数学模型，定量描述疾病的病程变化，进而分析疾病的进展状态，预测疾病的未来变化。②数学模型有利于干预三要素的组合优化。数学模型可以将主观的临床经验转化成客观的数学表达，从而促进干预者的经验推广和自我提升。干预者可以通过数学模型分析干预过程和患者的个体特征，进而减小干预产生的不良影响，增加干预效果，优化干预过程。数学模型可以更好地模拟不同患者的个体差异与干预措施，从而优化干预时机，获得更好的干预效果。③数学模型有利于评估患者预后。患者预后是医学干预的首要目标，是评判医学干预的最重要标准，数学模型为患者预后提供了客观评价标准，这些标准为干预三要素的评价优化提供了重要保证，有利于预后控制医学最佳患者预后目标的实现。

随着医疗手段和医疗技术的不断进步及互联网和大数据的飞速发展，数学模型也在不断优化、发展，在未来，数学模型主要有以下几个发展方向。①更广的应用范围：目前数学模型的应用常见于乳腺癌、白血病、前列腺癌等肿瘤的放化疗及随访方案的优化，随着建模方法的推广和相关基础临床研究的进展，数学模型有望应用到其他领域，覆盖更多种类的疾病，优化外科、介入、内科的多种干预手段。②多维度建模：包括肿瘤在内的许多疾病病程复杂，肿瘤细胞和细胞外生物化学过程在不同时间、空间范围内发生，因此需要建立多维度模型，综合考虑多种细胞的内、外因素。跨学科多维度数学模型可以更好地模拟肿瘤细胞的生长、进展机制及各种治疗方案的治疗效果，使干预者用更加系统、整体的角度观察疾病的进展与治疗。③动态模型：医学是一个飞速发展的学科，基础与临床研究不断发展，人们对疾病的理解与认识也在不断地发生变化，临床医师在临床实践中不断积累临床经验，干预手段也在相应地发生变化。如何将大量临床经验和临床基础研究结果应用于临床实践是广大医务工作者需要考虑的问题，而动态数学模型为不断积累的经验与数据结果转化提供了一个有力工具。在未来，随着经验和数据的积累，动态数学模型实现不断调整与优化，干预者可以基于临床和实验数据开发出动态数学模型，为个体患者制订特定的治疗方案。

数学模型与预后控制医学相辅相成、共同发展。预后控制医学的发展，为数学模型提供了更加广阔的应用平台，从患者预后的评价到疾病风险管理再到干预三要素的优化，数学模型应用于预后控制医学的各个方面，随着预后控制医学理念逐渐被大众接受，人们对数学模型的需求逐渐增加，数学模型涵盖的深度与广度都会进一步得到发展；数学模型的发展，为践行预后控制医学理念提供了有力工具，数学模型拥有客观定量的优势，随着数学模型的发展，干预三要素进一步改进、优化，疾病风险可得到更加有效的管理，患者预后有了明显改善，这种改变将促进预后控制医学理念进一步推广。预后控制医学与数学模型的发展促进了医学进一步向客观、定量的方向发展，促使医学更加关注患者预后，从而使更多的患者获益。

参考文献

陈润生 . 2020. 大数据与精准医学［N］. 中国信息化周报：2.

陈孝平 . 2010. 外科学［M］. 北京：人民卫生出版社：272.

丁元林，孔丹莉，倪宗瓒 . 2002. 多状态 Markov 模型及其在慢性病流行病学研究中的应用［J］.中国公共卫生，18（12）：1420-1422.

刘来福，曾文艺.1997.数学模型与数学建模［M］.北京：北京师范大学出版社：98.

刘荣.2018.医疗干预应聚焦预后——医学中的动态预后控制［J］.解放军医学院学报，39（11）：1-3.

刘潇，曾勇明.2013.辐射剂量数学模型在医学影像学的应用及研究进展［J］.重庆医学，42（14）：1650-1652.

梅文娟，刘震，朱静怡，等.2020.新冠肺炎疫情极限 IR 实时预测模型［J/OL］.电子科技大学学报，3：1-8.

王庭槐.2015.生理学［M］.北京：人民卫生出版社：3.

杨宝峰，陈建国.2015.药理学［M］.北京：人民卫生出版社：1.

周家莉.2011.浅谈数学模型在医学领域的应用.中国现代药物应用，5（3）：260.

Cha C Y，Earm K H，Youm J B，et al. 2008. Electrophysiological modelling of pulmonary artery smooth muscle cells in the rabbits——special consideration to the generation of hypoxic pulmonary vasoconstriction［J］. Prog Biophys Mol Biol，96：399-420.

Chang H J. 2017. Estimation of basic reproduction number of the middle east respiratory syndrome coronavirus （MERCoV） during the outbreak in south korea，2015［J］. Biomedical Engineering Online，2017（16）：79.

Gopalakrishnan V，Kim M，An G. 2013. Using an agent-based model to examine the role of dynamic bacterial virulence potential in the pathogenesis of surgical site infection. Adv Wound Care （New Rochelle），2：510–526.

Hirata Y，Morino K，Akakura K，et al. 2015. Intermittent androgen suppression：estimating parameters for individual patients based on initial PSA data in response to androgen deprivation therapy［J］. PLoS one，10（6）：e0130372.

Lee L C，Ge L，Zhang Z，et al. 2014. Patient-specific finite element modeling of the Cardiokinetix Parachute（®）device：effects on left ventricular wall stress and function. Med Biol Eng Comput，52：557–566.

O'Mahony J F，Van Rosmalen J，Mushkudiani NA，et al. 2015.The influence of disease risk on the optimal time interval between screens for the early detection of cancer：a mathematical approach. Med Decis Making，35（2）：183-195.

Pefani E，Panoskaltsis N，Mantalaris A. 2014. Chemotherapy drug scheduling for the induction treatment of patients with acute myeloid leukemia. IEEE Trans Biomed Eng，61（7）：2049-2056.

Pieper S D，Laub D R，Jr，et al. 1995. A finite-element facial model for simulating plastic surgery. Plast Reconstr Surg，96（5）：1100-1105.

Powathil G G，Gordon K E，Hill LA，et al. 2012. Modelling the effects of cell-cycle heterogeneity on the response of a solid tumour to chemotherapy: biological insights from a hybrid ultiscale cellular automaton model. J Theor Biol，308：1-19.

Tang B，Wang X，Li Q，et al. 2020. Estimation of the transmission risk of the 2019-nCoV and its implication for public health interventions［J］. Jounal of Clinical Medcine，2020（9）：1-13.

Tekkis P P，Senagore A J，Delaney C P. 2005. Conversion rates in laparoscopic colorectal surgery：a predictive model with，1253 patients. Surg Endosc，19（1）：47-54.

第 5 章

预后控制医学中的循证医学

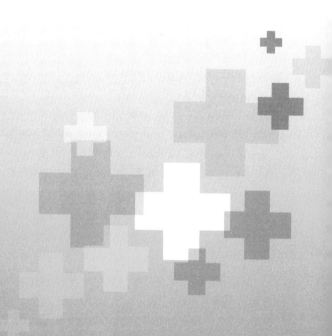

第一节　循证医学的定义和发展历史

一、循证医学的定义

循证医学（evidence-based medicine，EBM）的概念最早由 David Sackett 等学者提出，于 1992 年在美国医学会杂志（*JAMA*）上发表文章并正式命名，之后于 1996 年在英国医学杂志（*BMJ*）上进一步详细阐述了 EBM 的概念，即医师慎重、准确和明智地应用当前所能获得的最佳研究证据来确定个体患者的医疗决策等。随着实践的不断深入，循证医学的定义也在不断完善与发展，之后提出 EBM 的新定义：临床实践需结合临床医师的个人经验、患者意愿和来自系统化评价和合成的研究证据。即以当前最佳的研究证据为决策、医师的专业知识和技能为保证、患者的利益和需求为医疗的最高目标，三者整合起来进行共同决策，只有这样才能使循证医学更好地、科学精确地指导临床。

二、循证医学的起源及发展

循证医学理念并非近十几年来才有的新兴医学理念，从哲学思想上，循证医学可以追溯到几个世纪以前，临床流行病学的产生与发展，也为循证医学提供了方法学支撑。循证医学不仅局限于流行病学与临床医学，还涉及医学统计学、医学信息学、卫生经济学等，是现代医学前进和发展的需要。在古希腊时期，西方医学奠基人希波克拉底就已经提出医学不仅要依靠合理的理论，还要依靠医师的个人临床经验。1793 年 George Fordyce 主编的 *Attempt to Improve the Evidence of Medicine*，为 EBM 理念的产生提供了理论基础。现在普遍认为，1972 年，英国著名的流行病学家及内科医师 Archie Cochrane 的 "Effectiveness And Efficiency：Random Reflections on Health Services" 为现代循证医学奠定了理论基础。David Sacket 等于 1992 年在美国医学会杂志（*JAMA*）上发表了一系列文献，正式提出 "循证医学（evidence-based medicine）" 这一概念，自提出之日起就作为一种新兴临床医学实践方法而受到医学界的广泛关注。1993 年成立的 Cochrane 协作网（Cochrane Collaboration），其作为重要的组织保证，又对循证医学的飞速发展起到了重要的助力作用。

国内循证医学的发展历程基本与国际同步，我国最早于 1996 年在国家相关卫生部门的领导与支持下，在四川大学华西医院正式成立中国的 Cochrane 中心及循证医学中心。循证医学在全国各大临床医学中心迅速普及和发展，将会更好地推动临床医学各个学科的共同进步与繁荣，促进更多新技术、新理念的产生与运用。循证医学亦将不断完善，紧跟时代前进步伐，为临床决策的科学性、干预手段的科技化和临床医学现代化助力。

第二节　临床医学中的循证医学

临床医师进行医疗方案决策与卫生行政部门制定政策主要依赖于高质量的研究证据，其中随机对照试验与系统评价（systematic review）和荟萃分析被公认为是高质量证据。在临床实践中，针对某一临床决策问题，临床医师应首先查找相应的临床指南，若无相关资料，则下一步应继续检索有无系统评价或荟萃分析文献，如果同样找不到，一名出色的临床医师就要考虑是否可以做一项系统评价或荟萃分析。不难看出，循证医学的重点就是在施行医疗决策中所采取的临床证据，而这些临床证据主要来自大样本的随机对照临床试验和系统评价或荟萃分析。

一、随机对照试验

随机对照试验（randomized controlled trial，RCT）通常被认为是临床证据（clinical evidence）中的"金标准"。在牛津循

证医学中心制定的证据等级中，RCT 位于证据强度最高的金字塔顶端，国际高水平期刊也更加青睐于接收将 RCT 作为试验设计的论文。RCT 由于减小或者消除了试验组与对照组之间的部分不均衡因素，可极大地防止选择偏倚，使两组具有很好的可比性，能够由因及果得出最佳证据。

二、系统评价与荟萃分析

系统评价是针对某一具体的临床问题（如疾病的病因、诊断、治疗、预后等）系统、全面地收集现有已发表和未发表的临床研究文献，进而采用临床流行病学严格评价的原则和方法，对筛选出符合质量标准的原始研究结果进行定性或定量合成（荟萃分析，meta-analysis），从而得出可靠的综合结论。系统评价具有科学性、客观性和系统性特点，其内容规范化、透明，并且可重复性强，其评价结果可提供完整、真实、可靠和权威的证据。近年来，随着循证医学理念的不断深入，临床工作中的诊疗与决策都将系统评价结论作为重要参考。

荟萃分析在 Cochrane 协作网的定义为："The use of statistical techniques in a systematic review to integrate the results of included studies. Sometimes misused as a synonym for systematic reviews，where the review includes a Meta-analysis"。即作为一种在系统评价中使用的统计学方法，用来整合纳入研究的结果。荟萃分析是汇总多个具有相同目的的不同研究结果，并分析评

价其合并效应量的一系列过程，即一种对多个独立研究结果进行统计分析的方法，是系统评价中的一种关键技术。

三、GRADE：证据质量分级与推荐强度系统

不同国家与国际组织的指南制定者、系统评价者和临床流行病学家推出了国际统一的证据质量分级与推荐强度系统，由此 GRADE 分级标准得以广泛应用，多个国际组织、协会已采用 GRADE 分级标准。GRADE 标准可归纳为 1～5 级：1 级为随机对照试验（RCT）的系统评价或荟萃分析；2 级为单个样本量足够的 RCT；3 级为设有对照组但未用随机方法的研究（非 RCT）；4 级为无对照组的系统病例观察；5 级为个人经验和观点。其中 1 级可信度最高，5 级最低。

四、循证医学在医学中的应用转化

目前系统评价和荟萃分析作为医疗卫生决策中质量最高的证据之一，对于临床医师、公共卫生政策决策者及科研人员都具有非常重要的作用与意义。循证医学在医学中的应用转化主要体现在以下几个领域。

1. 促进临床决策科学发展　随着循证医学的兴起，其思维模式不同于以往的以个人经验、书本理论为主的传统思维模式，而是提倡任何医疗决策的确立都应依据医疗技术、遵循和应用

科学研究结果、患者需要与最佳证据的结合，为每个患者做出最佳的诊治决策。临床医师需要积极树立循证医学的新思维，将循证医学理念自觉融入临床决策中，使循证医学真正成为临床医师进行临床决策的实用工具。如胰头癌的患者行根治性手术时，是行包括13、17、12组淋巴结的标准淋巴结清扫术还是行包括8、9、13、17、12、14、16组淋巴结及腹腔干、肠系膜上动脉右侧的神经丛的扩大淋巴结清扫术，在临床上一直存在争论。针对上述问题开展的一项由7个中心167例患者的随机对照研究表明，扩大淋巴结清扫术相比标准淋巴结清扫术并未带来明显的生存获益，反而会导致术后并发症发病率的增加和术后恢复的延迟，因此对于胰头癌患者来说标准淋巴结清扫术可能是更加合理的治疗策略。

2. 促进临床科研产出　循证医学能够不断根据具体的临床问题寻找医学证据，为研究工作提供文献资料和研究方向，使干预者全面、系统地了解当前某一领域的研究现状，并付诸临床实践。在不断的实践过程中，研究人员可从中发现一些尚未解决的临床问题作为新的研究方向，通过全面的文献检索，确定临床科研方向；临床医师通过循证医学方法不断对检索获得的研究证据进行严格评价，发现既往研究在设计、实施、变量控制方面的缺陷，并以一种更科学的研究方法进行改进，甚至创新开展某一研究领域内的随机对照试验，进而促进临床科研的规范化和研究质量的提高。

3. 及时了解学科领域新动态　目前医学教科书中的知识老

化现象十分突出。临床医师需要广泛阅读相关领域的最新文献资料，及时更新自己的知识，一篇好的系统评价和荟萃分析不但可以帮助临床干预者科学、有效地进行临床决策，以避免在临床工作中出现纰漏，还能促进相关学科领域的发展，使其不断地吸收新知识、新技术、新理念，及时反映学科的动态发展，并将临床医师自身居于学科的前沿位置。

4. 建立循证卫生决策体系　当今社会，人民群众对医疗服务的需求日益增长，卫生决策制定者已经意识到循证医学对于公共卫生决策的重要性。目前，众多国家在制定卫生决策时，重要的参考就是以医学文献特别是系统评价和荟萃分析作为制定依据。近年来，英国利用 Cochrane 系统评价和卫生技术评估结果制定临床指南和医疗保险政策；国际顶级期刊 *New England Journal of Medicine* 在 2017 年刊登了 Evidence-Based Health Policy 一文，强调卫生管理人员需要依据科学研究证据来制定符合本国国情的卫生政策与卫生法规。

总之，循证医学采取科学、严格的评价方法，能为医学实践、医学教育、科研产出和卫生决策提供科学、真实且可信的证据，助力现代医学的飞速发展。

五、循证医学的局限性

循证医学的内容主要强调医疗决策必须以高质量研究结果或系统评价等为依据，同时考虑患者的主观需求，最重要的一点就是通过获取客观证据来降低主观因素对疾病治疗的干扰，由此导致循证医学主要用于评价干预手段和疾病发生、发展之间的利害关系，干预手段作为主导，取代了干预者在临床诊疗中的作用，成为影响预后的主要因素，这种干预手段为主导的治疗模式具有一定局限性。因此循证医学相对于既往经验医学，忽视了干预者对于患者预后的重要影响。近年来，众多循证医学证据都证明微创手术（如腹腔镜、机器人手术）对患者的创伤更小，相对于开腹手术能获得更好的临床结局，但这需要干预者充分具备此种干预手段的操作经验，如果干预者自身并不具备这类技术的操作实践能力，对于患者所患疾病的治疗、并发症的产生及预后，相较于干预者利用自己熟悉的较为成熟的干预手段，采取先进技术不一定能获得预期的结果。

第三节　预后控制医学和循证医学的关系

一、预后控制医学中的循证理念

循证医学在临床决策的制订及改善患者预后等方面有着重要意义。预后控制医学和循证医学的目的都是为了解决临床问题，循证医学通过将收集的客观医学研究证据、积累的临床工作经验和技能及不同患者的医疗需求结合起来，综合分析，从而提高诊断的准确性，寻求最有效、最合理的治疗方案。预后控制医学以循证医学证据指导临床实践，提高患者的生活质量，改善患者预后。

预后控制医学中的循证理念可以为某些疾病的早期诊断寻找可靠依据，特别是那些严重危害人们健康或预后较差的疾病。如近年来迅速发展的长链非编码 RNA 作为胆管癌诊断和预后因子被广泛研究，但其与传统血清学检验之间的疗效对比是否显著，是否能用于临床，是否能够成为提高早期诊断胆管癌及估计预后情况的新方法值得探讨。循证医学证据表明，长链非编码 RNA 可作为胆管癌临床病理和预后的潜在分子生物学标志物，但仍需实施一项大规模的随机对照试验，通过循证医学来为胆管癌预后控制（包括早期诊断和预后风险评估）提供科学依据，以早发现、早诊断、早处理，改善肿瘤患者的预后情况。

预后控制医学中的循证理念可帮助干预者为患者寻找并实施经过实践检验的最有效、最可靠、最实用的治疗手段证据。患者预后的好坏与干预措施的实施息息相关。众所周知，肝门部胆管癌恶性程度高，且肿瘤早期容易侵犯癌周毗邻血管，导致肝门部胆管癌早期手术切除率很低，但为了实现根治性手术，也就是切缘阴性手术，是否进行血管切除及重建术，以及切除后是否能获得最佳的预后，面对血管切除及重建难题，各大医学中心有各自的处理方式。Abbas 等通过一项系统评价和荟萃分析得出如果肿瘤侵犯肝门静脉，可以考虑常规切除肝门静脉，但是动脉切除会导致更高的发病率和死亡率，且没有得到证实的益处，因此不建议切除及重建。临床医师在实施预后控制时，根据循证理念应充分利用已有的高质量研究结论，并指导临床实践，用以提高肝门部胆管癌患者的预后。

二、循证医学为临床决策提供最佳临床证据

循证医学的出现客观上推动了预后控制医学研究的进步和医疗水平的提高，预后控制医学的发展也依赖循证医学的进步。干预者、干预手段和干预时机称为预后控制外科临床决策中的三要素，三者相互联系，共同影响患者的预后情况。一名合格的医师只有在临床中把握住这3个关键点与其所包含的循证医学理念，才能有的放矢地提高外科诊疗水平，才能充分发挥最佳干预手段的效能，才能使患者在医学的发展进步中充分获益，才能实现患者的最佳预后。

1. 干预者与循证医学理念　干预者是诊疗过程的主体，干预者的经验和能力决定了干预时机、干预手段的选择和实施。根据最新的循证医学定义，临床实践需结合临床医师的个人经验、患者意愿及来自系统化评价和合成的研究证据，强调干预者的个人临床经验在临床诊疗过程中的重要性，预后控制医学中也同样强调干预者在疾病风险管理中所发挥的重要作用，二者相互联系，相互发展。干预者可以通过人文关怀和自身情绪来满足患者的生理、心理需求，提高诊疗效果，同时作为预后

控制医学的主导者与执行者，干预者不仅需要从大量临床实践中提高临床决策和诊疗的能力，还需要在医疗科技、循证医学、智能医学的发展中与时俱进、不断创新，善于利用大数据和人工智能等信息技术手段来丰富干预手段的多样性，提高干预的有效性和时效性。

近年来，循证医学不断发展，已经成为干预者充分发挥主观能动性的支持证据。一项高质量研究证据能够为干预者施行临床决策提供重要参考，其中系统评价与荟萃分析已经成为干预者施行干预时的一把"利剑"，能大幅度提高干预者的干预水准；干预者同时也需要善于寻找和把握最新的证据来丰富其所指导的临床实践，以提高患者预后为最终目标，服务和造福患者。

2. 干预手段中的循证医学　既往干预者对于疾病风险的干预，往往依赖干预手段，而干预手段则大多倚赖循证医学方法得出最佳研究证据，其所提供的证据都属于共性的原则，可以指导个体化临床决策，相比传统医疗决策方法，能更有效地开展个体化治疗。这种证据可以帮助干预者选择当前最佳干预手段，已被验证是针对某一疾病的共性原则，是能被当前大多数临床医师所采取的，是经过试验测试，能够对患者产生短期、长期收益的最佳方法。术前胆汁引流作为一种术前干预手段，它的作用仍然存在争议，其优势在于可以降低术前黄疸从而扩大手术适应证，但也不可避免地增加了感染、使术前住院时间长、增加术后并发症发生率等缺点。一项荟萃分析指出，术前胆汁引流会增加感染相关并发症的风险，影响患者预后，因此不建议行常规术前胆汁引流。高质量的研究证据能够用以指导干预者对干预手段的选择，在胰腺导管腺癌的外科干预中，机器人手术相较于传统腹腔镜手术具有很多优点，包括灵活性高、三维视觉和减少手术疲劳等，能够克服腹腔镜带来的一些障碍，进而帮助患者缩短平均住院日、减少并发症发生率和再入院率，从而获得更好的短期、中期临床结局。除此之外，国内外大量高质量研究也证明了机器人手术在胰腺或胆道肿瘤中能获得好的临床收益，接受机器人手术组能够从中获得较优结局的优势，当前干预手段在经过一系列循证医学方法验证后，足以证明机器人手术可以成为当前最优的干预手段，具备推广应用前景。循证医学论证了机器人手术作为当前最佳干预手段，助力机器人手术的进一步发展，促进机器人的推广、普及，进而用以指导肿瘤患者的外科干预。医学理念应与新技术、新方法携手奋进，随着预后控制医学理念的不断完善，技术与方法的不断拓展，在循证医学的辅助下，医师终将有能力以更合理的方法进行临床决策，更好地造福患者。

3. 干预时机中的循证医学　干预时机是干预者利用干预手段进行疾病风险管理的时间节点。干预时机是"看不见、摸不着"的，从主观上来体现干预者治疗选择的因素，恰当的干预时机有助于干预者和干预手段发挥出最佳的干预效能，而选择错误的干预时机，即使拥有最优的干预者与当前最佳的干预手段，也无法获得最佳的预后体现。干预时机不是一成不变的，而是与时俱进的，随着高质量的随机对照试验结果的不断更新和调整，需要干预者重点关注和进行相应的临床实践。如接受腹部手术的患者，需要术前禁食、水来避免术中可能出现的肠道并发症，传统观念认为，术前 10 ～ 12 小时应该开始禁食，结直肠手术禁食时间应更长，但最新高质量研究证据表明，术前 6 小时禁食，相比传统方法，术后并发症并无显著性差异，而且有助于减轻术前由于紧张、饥饿等所带来的应激反应，能够获得更好的预后。

　　循证医学根据当前发表的高质量研究证据，利用相应统计学方法，综合得出结论，不断更新疾病相关的干预时机，对干预者进行临床实践具有临床指导意义。一方面，干预者通过对干预时机的把握，降低疾病风险管理中的干预时机风险，在综合作用下，来达到患者的最佳预后；另一方面，高水平干预者可以根据自身临床诊疗过程中所积累的针对干预时机选择的经验，实施一项随机对照试验或系统评价，为其他临床医师提供宝贵的个人经验，指导他们进行临床实践。

三、预后控制医学可以为循证医学提供证据来源

　　预后控制医学作为一种创新医疗理念，能够在诊疗过程中指导临床决策的制订和实施。预后控制医学通过一整套完善的理论体系和实施方法，能够从疾病风险管理的各个阶段、从疾病干预的各个方面实现患者获益的最大化。经过预后控制指导

的临床实践，在新时代下，进一步丰富了循证医学的内涵。

预后控制医学指导的临床实践，能为循证医学提供更加新颖的证据来源。在当前新技术飞速发展的时代，如何用好人工智能进行疾病的诊断和治疗，是目前医学所面临的一项挑战。预后控制医学利用神经网络、深度学习、大数据及图像学等先进信息技术，预测外科疾病风险。预后控制医学在智能外科的基础上，更加强调人工智能等信息化方法。在这种新的干预模型基础上实施干预，提高患者预后。目前循证医学针对人工智能方面的研究很少，这也将成为未来循证医学的重点。预后控制医学将以其更加新颖、更加丰富的理念为循证医学提供创新点，丰富循证医学在新时代下的内涵。

预后控制医学指导的随机对照试验也能进一步增加其证据级别，满足循证医学的临床与科研需要。一项随机对照试验是通过将干预对象随机分组，对不同组实施不同的干预，从而能够最大程度地避免临床试验设计、实施中可能出现的各种偏倚，通过平衡混杂因素，来提高统计学检验的有效性，但以往在实施随机对照试验时，没有充分进行干预对象的疾病风险管理，也没有最优化干预对象的状态和预后。预后控制医学指导下的随机对照试验，能够从干预时机（包括整个围手术期管理）、干预手段，针对实施的各个阶段，从多方面优化，进一步降低实施中可能出现的偏倚，避免试验实施过程中意外情况的发生。一项预后控制医学指导的随机对照试验中，通过优化整个试验过程中的内部因素，提高了随机对照试验结果的真实性和准确性，更能反映干预手段的真实诊疗效果，以更好地应用于临床实践。同样，多项预后控制医学指导的随机对照试验经过统计学方法而产出的系统评价与荟萃分析也能成为临床干预者进行临床干预的一把最为锋利的武器。

四、循证医学与预后控制医学相辅相成，共同发展

循证医学的产生和发展主要是为了解决临床决策中遇到的各种实际问题。预后控制医学作为一种创新的医疗理念，它的提出是为了能够在诊疗过程中指导临床决策的制订和实施。二者呈现出一种"你中有我，我中有你"的相互融合发展态势。干预者实施预后控制时要善于利用循证医学、多学科协作、大数据和人工智能等各方面干预手段来提高临床决策的准确性，提高外科干预的有效性，提高干预时机的及时性，未来预后控制医学也将携手循证医学来满足新背景下患者的需求，并结合不断发展的科技成果服务造福患者。

参考文献

李幼平，李静，孙鑫，等 . 2016. 循证医学在中国的起源与发展：献给中国循证医学 20 周年［J］. 中国循证医学杂志，16（01）：2-6.

刘荣 . 2018. 医疗干预应聚焦预后——医学中的动态预后控制［J］. 解放军医学院学报，39（11）：931-933.

Abbas S，Sandroussi C. 2013. Systematic review and meta-analysis of the role of vascular resection in the treatment of hilar cholangiocarcinoma［J］. HPB：The Official Journal of The International Hepato Pancreato Biliary Association，15（7）：492-503.

Baicker K，Chandra A. 2017. Evidence-based health policy［J］. The New England Journal of Medicine，377（25）：2413-2415.

Celotti A，Solaini L，Montori G，et al. 2017. Preoperative biliary drainage in hilar cholangiocarcinoma：Systematic review and meta-analysis［J］. Eur J Surg Oncol，43（9）：1628-1635.

Dai K，Quan J，YAN F，et al. 2019. lncRNAs as potential molecular biomarkers in the clinicopathology and prognosis of cholangiocarcinoma：a systematic review and meta-analysis［J］. Onco Targets Ther，12：1905-1915.

Evidence-based medicine. 1992. A new approach to teaching the practice of medicine［J］. Jama，268（17）：2420-2425.

Gavriilidis P，Lim C，Menahem B，et al. 2016. Robotic versus laparoscopic distal pancreatectomy-The first meta-analysis［J］. HPB：The Official Journal of The International Hepato Pancreato Biliary Association，18（7）：567-574.

Huang Y，Chua T C，Maddern G J，et al. 2017. Robotic cholecystectomy versus conventional laparoscopic cholecystectomy：a meta-analysis［J］. Surgery，161（3）：628-636.

Kane W J，Charles E J，Mehaffey J H，et al. 2020. Robotic compared with laparoscopic cholecystectomy：a propensity matched analysis［J］. Surgery，167（2）：432-435.

Liu R，Liu Q，Zhao Z M，et al. 2017. Robotic versus laparoscopic distal pancreatectomy：a propensity score-matched study［J］. Journal of Surgical Oncology，116（4）：461-469.

Liu Q，Zhao Z M，Tan X L，et al. 2018. Short- and mid-term outcomes of robotic versus laparoscopic distal pancreatosplenectomy for pancreatic

ductal adenocarcinoma: a retrospective propensity score-matched study［J］.
  International Journal of Surgery（London，England），55：81-86.

Sackett D L，Rosenberg W M，Gray J A，et al. 1996. Evidence based
  medicine：what it is and what it isn't［J］. BMJ（Clinical research ed），
  312（7023）：71-72.

Shah H M，Chung K C. 2009. Archie Cochrane and his vision for evidence-
  based medicine［J］. Plastic and reconstructive surgery，124（3）：982-
  988.

第 6 章

预后控制医学中的精准医疗

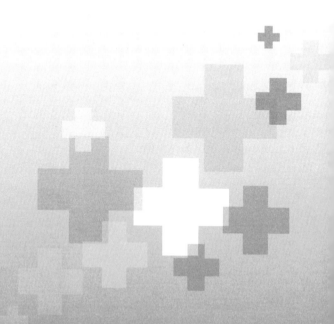

第一节　精准医疗的定义及特点

目前的临床医学仍处于经验医学与循证医学相互结合的时代，临床决策一方面需要遵循高证据等级的循证医学证据，另一方面需要依从干预者的经验积累。然而人体和疾病既存在共性也有其个性，即使是同一个患者的同一种疾病，在疾病发展的各个时期其基因突变类型及分子水平表达也不尽相同。因此，如何能更加有针对性地进行治疗和干预，成为提高诊疗水平和患者预后的首要目的。随着人类基因组计划的完成、高通量测序与各类组学技术的发展，以及生物医学信息大数据时代的到来，为了推动生物信息技术向临床医学应用的转化，精准医疗应运而生。精准医疗最早起源于费城染色体融合基因 *BCR-ABL* 的靶向药物设计。2011 年，美国国家研究委员会在《迈向精准医学：建立生物医学与疾病新分类学的知识网络和新的疾病分类体系》一文中正式提出了精准医疗的理念。此后，各国政府和企业均迅速开始了精准医疗背景下的科学研究战略部署。2015 年，美国总统奥巴马提出精准医疗计划的倡议，主张通过收集基因组学和其他组学信息为患者提供个性化医疗，提倡开展精准医疗大型临床试验。同年，我国科技部也召开了国家首次精准医疗战略专家会议，制定了我国的精准医疗战略规划。

一、精准医疗的定义

精准医疗是以个人基因组信息为出发点，结合蛋白质组学、代谢组学等内环境信息，通过对这些信息的分析和研究，寻找到该疾病针对患者个体特点的致病原因或精确的基因治疗靶点，最终为特定患者制订个性化的最优诊疗方案。对于同一疾病而言，不同患者在不同的基因背景下，可能会有不同的治疗靶点。精准医疗着眼于疾病的分子生物学特征，将个体基因、环境及生活方式融合起来，量体裁衣，制订个体化的精准预防和治疗方案。精准医疗不是一蹴而就的，而是随着基因组测序技术的快速进步，以及生物信息与大数据分析交叉发展而兴起的新型医疗模式。精准医疗以患者的个体化治疗为基础，通过对大样本人群生物信息分析和基因组测序技术的交叉应用，从源头寻找疾病发生的原因，对疾病发展过程进行分类，并探索疾病治疗的靶点，从而认识疾病本质，并对不同的疾病状态进行精准分类，实现个体化治疗决策，提高疾病诊治与预后控制的效率。

当前的精准医疗主要集中于恶性肿瘤的诊断和治疗上，与传统的医疗模式相比，精准医疗利用患者基因组学和分子生物学信息，通过个体化的基因检测来实现肿瘤个体化治疗。以肿瘤的诊疗为例，利用基因诊断技术将患者根据不同的生物学特征分成不同的治疗亚组，各亚组采用针对性的靶向治疗方法来达到更有效的治疗效果。以非小细胞肺癌为例，吉非替尼对于表皮生长因子受体（epidermal growth factor receptor，EGFR）阳性的患者效果更好，而克唑替尼针对间变性淋巴瘤激酶（anaplastic lymphoma kinasealk，ALK）突变的患者则更加有效。再如目前如火如荼的免疫治疗，在临床实践中并不是所有患者都能从中获益。研究表明，对于肿瘤组织突变负荷（tumor mutation burden，TMB）和 PD-L1 表达水平高，以及肿瘤组织具有微卫星高度不稳定（MSI-H）和错配修复缺陷（deficiency of MMR，dMMR）的患者应用了免疫治疗才能显现出更好的肿瘤缓解和生存获益。因此治疗前进行有针对性的检测，才能提高治疗的针对性和有效性。

二、精准医疗的特点

1. 精准化　精准医疗最重要的特征便是精准化，其中包含了诊断、治疗、用药和护理等诸多方面。精准化是建立在基因组学、蛋白质组学和代谢组学技术的快速进展，以及生物信息大数据建模、分析应用的基础上，通过对疾病发生、发展的分子机制的不断探索及分类、分型的不断细化，一方面能够使患者的诊断更加精准，另一方面能够在药物的研发和应用方面效率更高、更有针对性，从而减少不必要的治疗和不良反应。依据基因检测结果给予针对性靶向药物已经成为肺癌的常规治疗模式，携带特殊突变基因的患者接受靶向治疗的效果要明显好于传统的化疗。对于有 EGFR 突变的患者在接受靶向 EGFR 的酪氨酸激酶抑制药（TKI）药物后，客观缓解率能够达到 50%～80%。ALK 和 ROS1 尽管突变率不高，但对于基因融合的患者使用克唑替尼治疗后，也能显著提高患者的客观缓解率。BRAF 突变的患者接受达拉非尼联合曲美替尼后客观缓解率能达到 63%。对于肿瘤突变负荷高（TMB-H）的患者，应用 PD-1 抗体能够提高患者的肿瘤应答，延长患者的无进展生存期和总生存期。再如肺炎的治疗，通过基因组分析发现社区获得性肺炎有两个亚型，其中重症感染宿主反应特征（SRS）1 型患者具有免疫抑制表型，伴有内毒素耐受、T 细胞耗竭和 II 类人类白细胞抗原下调，此类肺炎的 14 天病死率显著高于 SRS 2 型患者。通过全基因组表达谱分析，研究者还发现了感染性休克的不同亚型，其中的一个亚型在接受糖皮质激素时会明显增加患者病死率，这就为个体化治疗提供了方向和依据。

2. 个体化　在传统的治疗中，医师往往是通过生理指标和辅助检查来判断患者的病情，并对同一诊断的所有患者都实施同样的治疗措施和流程。事实上，就具体的患者而言，个体身体功能差别极大，对治疗的反应、治疗后的并发症等都不相同，如果对于所有患者都采用笼统的治疗方案会缺乏针对性，从而降低治疗的有效率。特别是在肿瘤治疗方面，肿瘤在发生过程中个体基因和环境差异对治疗的影响很大。除去人种之间的差异，即使是同一种族，基因、生活环境、体内微生物环境及肠道菌群也存在很大的不同，如果对于同样癌种的患者都采用同样的治疗方法，可能会出现千差万别的治疗效果。和传统的医疗相比，精准医疗能够将基因、环境和生活方式等多种因素通过人工智能和大数据算法进行分析，根据不同患者的肿瘤分子和基因突变情况，筛选出对干预手段最可能有反应的特定患者人群，制订有针对性的治疗方案，并根据病情发展的情况来重复检测并调整治疗方案，真正做到个体化治疗。

3. 预后控制化　精准医疗能够将识别患者疾病特征的能力转化为改善患者预后的能力。精准医疗不仅实现了干预手段的精准化和个体化，还能够针对疾病的异质性，根据疾病发展变化和生物基因突变的时间节点来把握恰当的干预时机，从而使患者实现最优的预后和最佳的结局。

此外，精准医疗不仅是治疗疾病，更重要的是预防疾病，能够协助干预者预先识别疾病的潜在雷区，充分利用大数据分析和人工智能手段对疾病"防患于未然"。精准医疗通过对患者的大数据信息分析，建立患者治疗风险和反应应答的个体化模型，通过识别患者健康状况和预测疾病的发展动态，更好地平衡疾病风险和干预风险，从而对疾病进行精准治疗和有效预防。智能模型通过持续性输入还能够不断发展完善，通过融合最新的高证据等级研究结果，对临床实践具有更有效的指导意义。精准医疗通过主动预防，还能够改变公众的健康理念，通过完善社会健康监测系统，对个人健康进行有效管理。

第二节　精准诊断

精准诊断主要包括通过组学检测技术采集患者分子层面的信息，以及利用基于大数据分析的生物信息学工具对所有信息进行整合分析，协助干预者寻找治疗靶点，预测疾病的发生、发展和预后。

一、生物信息分析

生物信息分析是利用统计学和计算机科学，对分子生物学、基因组学、蛋白质组学、蛋白质空间模拟等进行分析。通过结合患者的检测结果，生物信息分析可以发现特异的蛋白质、基因、代谢产物等生物标志物，从而协助确定个体化的药物设计和诊疗方案。

二、大数据分析

当前日新月异的数据挖掘、本体等大数据分析方法能够对医疗云、服务器集群等数字化平台上存储的医疗大数据进行转化分析，寻找疾病的分子基础及驱动基因，实现更为精准的疾病分类及诊断，对相同病因和发病机制的患者亚群进行精准治疗及预防。在大数据分析技术的协助下，能够数量级地提高生物信息分析的效能，有望及时、准确地对疾病进行诊断，以及动态化制订治疗方案。

三、基因组学分析

1914 年 Calkins 等首次发现癌细胞在分裂过程中出现了异常染色体分布，这种异常分布可能与恶性肿瘤相关，掀开了探索异常遗传物质与肿瘤发生关系的序幕。2006 年美国国立卫生研究院启动了肿瘤基因组图谱（the cancer genome atlas，TCGA）计划，用于全面了解肿瘤基因组变化。肿瘤基因组携带的突变有很多种，如点突变（point mutation）、插入 / 缺失（insertion/deletion）、拷贝数变异（copy number variation，CNV）及结构变异（structural variation，SV）等。当前主要测序技术包括识别基因组改变的全基因组测序（whole genome sequencing，WGS）、全外显子组测序（whole exome sequencing，WES）、靶向测序（panel sequencing，PS），以及识别基因拷贝数变化的染色体微阵列分析（chromosomal microarray analysis，CMA）。除此以外，以循环微核糖核酸（miRNA）、循环肿瘤细胞（circulating tumor cell，CTC）和循环肿瘤 DNA（circulating tumor DNA，ct-DNA）为代表的液体活检技术在肿瘤早期诊断中也发展迅速，有着非常广阔的应用前景。

基因组学的进步离不开基因测序技术的发展，需要重点强调的是高通量测序，即下一代测序（next generation sequencing，NGS）。与传统的基因芯片、Sanger 测序、单核苷酸多态性

（single nucleotide polymorphism，SNP）分析相比，高通量测序技术能够对数以百万计的 DNA 片段混合物进行大规模和高覆盖度的深度测序，能够有效检测到发生频率很低的 DNA 变化，克服了全基因组关联分析中假阳性率、假阴性率较高及对稀有变异不敏感等的局限性。因为其耗时短、通量高、灵敏度高的优势显著提高了基因组学的分析效率，使得短时间内全面探查机体或疾病的基因组信息成为可能，也为肿瘤的精准诊疗、遗传病的筛查奠定了基础。

目前肿瘤基因组学的应用主要包括以下几个方面。

1. 识别驱动突变　肿瘤基因组的一些变异是可靶向的驱动突变，它会推动肿瘤的发生、发展。Wedge 等对 112 例原发性和转移性前列腺癌样本进行了全基因组测序。研究发现，有 22 个之前未确认的假定驱动基因存在编码突变，其中 *NEAT1* 和 *FOXA1* 在非编码突变中起驱动作用，*CHD1* 和 *BRCA2* 的丢失是 ETS 融合阴性前列腺癌发生的早期事件。Yu 等通过单细胞测序发现，结肠癌中存在 *SLC12A5* 突变，在结肠癌中具有潜在致癌作用。

2. 早期诊断　研究者检测循环游离 DNA（cf-DNA）的超甲基化的 CpG 岛，能够鉴别出早期肝癌，而检测 ct-DNA 的甲基化特征的诊断模型对肝癌诊断的敏感度和特异度达 83.3% 和 90.5%。如果将 NGS 技术应用于血浆 ct-DNA 检测，则能够提高肿瘤检测的敏感度和特异度。这种深度测序肿瘤个体化建档法（cancer personalized profiling by deep sequencing，CAPP-

Seq）对 Ⅱ～Ⅳ 期的非小细胞肺癌（NSCLc）检测敏感度达 100%，各期肺癌的特异度均为 96%。在 Ⅱ～Ⅳ 期和所有分期的肺癌中，ROC 曲线下面积分别达到了 0.99 和 0.95。

3. 靶向药物筛选　如果检测出患者携带某个突变基因，使用对应的靶向药则可以作用于肿瘤细胞中特定的分子靶点，从而阻止癌细胞的生长，但如果患者没有携带靶向药物针对的突变基因，那么应用靶向药物不但起不到治疗作用，还会给患者带来副作用和经济负担。研究显示，当 NSCLC 患者的 *EGFR* 基因发生 19 号外显子缺失、21 号外显子 L858R、L861 突变和 18 号外显子 G719X、G719 突变时，对 TKI 靶向治疗敏感，但当 20 号外显子。

4. 预测预后　通过分析 249 例已知治疗效果的不同癌症患者的病灶及正常组织的全外显子信息，发现 PIK3CA 和 KRAS 发生驱动突变患者的治疗大多有效且预后良好，而 EGFR 发生驱动突变的患者往往预后较差。研究发现，外周血中上皮细胞黏附分子（EpCAM）+ CTC 具有干细胞样特性，术前 EpCAM+ CTC 是肝癌根治性切除术后早期复发的独立预后因素，外周静脉 CTC 和 CTC 微瘤栓可预测肝癌术后复发，而在术后检测到 CTC 及 CTC 细胞团的肝癌患者，预示着预后更差。

四、转录组学分析

转录组是指在一定的时间和环境条件下，细胞内的全部转录产物及其数量信息。通过分析不同时间点、不同组织、不同细胞水平的转录组差异，可以显示基因调控机制和表达信息差异，并反映疾病发生、发展的过程。转录组学的高通量测序主要有微阵列技术和 RNA 测序（RNA sequencing，RNA-seq）技术。RNA-seq 具有高通量、高灵敏度和高分辨率优势，成为应用最广泛的转录组学技术。转录组学分析可以发现肿瘤复杂生物学系统中新的转录体系，识别与肿瘤相关的信号通路，揭示肿瘤生物学的细节特征，在肿瘤的诊断、分类、检测和治疗等多个方面都有很大的作用。

目前转录组学的应用主要包括以下 5 个方面。①基因差异表达分析：与基因组学不同，转录组学可以在 RNA 水平上分析 DNA 的功能特征，将基因的结构特征与其功能相联系。利用基因表达差异分析可以发现潜在的预后标志物组合，预测药物对患者预后的影响，从而进一步指导精准治疗。②基因融合：RNA-seq 技术可以发现基因融合的病变区域，从而为靶向治疗提供新的靶点。③非编码 RNA（non-coding RNA，ncRNA）分析：ncRNA 包括微 RNA（microRNA，miRNA）和长链非编码 RNA（long non-coding RNA，lncRNA），可以参与肿瘤细胞增殖、凋亡、侵袭和转移的调节。通过对 miRNA 的分析发现，由 7 个血浆 miRNA 组成的早期肝癌细胞诊断分子标志物，能够将早期肝细胞癌检测的敏感度较甲胎蛋白（α-fetoprotein，AFP）提高 30%。在结肠癌中，lncRNA 的 CCAT1、MALAT1、HOTAIR 均会出现上调，而 lncRNA 的 p21 会出现下调，这些表达的变化与肿瘤的进展和远处转移高度相关，可以预测患者的预后。④异常 RNA 剪接：剪接异常是肿瘤中常见的变化，能够导致蛋白质变异和细胞功能异常。通过 RNA-seq 对肺癌患者进行选择性剪接事件分析，研究发现，*CD44*、*PIK3C3*、*RRAS2*、*MAPKAP1*、*EGFR* 和 *FGFR2* 等异常 RNA 剪接与患者的生存预后显著相关，具有预测患者生存预后的潜力。⑤单细胞转录组学：肿瘤的异质性很强，不仅患者和患者之间可能存在异质性，即使同一个患者同一个肿瘤内部都有可能出现不同的基因突变。通过分析单细胞水平上的转录组，赋予每个细胞一个独特的身份，能够进一步研究肿瘤内部甚至细胞之间的异质性，有利于人们对肿瘤生物学行为和结构复杂性的理解。通过对 8 个原发和 3 个转移样本的 59 915 个葡萄膜恶性黑色素瘤肿瘤细胞和非肿瘤细胞的胞质内小 RNA 测序（scRNA-seq），以单细胞分辨率对肿瘤微环境进行研究发现，肿瘤细胞显示出新的亚克隆基因组复杂性和转录状态。肿瘤浸润免疫细胞 CD8$^+$T 细胞主要的检查点标记是 LAG3，而并非 PD1 或 CTLA4。无性扩增的 T 细胞，表明它们能够产生免疫应答，而 1B 细胞的肝转移为无痛性转移，浸润有无性增生的浆细胞，提示有抗体介导的免疫。通过 scRNA-seq 分析能够为葡萄膜恶性黑色素瘤肿瘤细胞的生物学特征提供新的观点。

五、蛋白组学技术

蛋白质组学研究的内容包括细胞中的全部蛋白质信息，如蛋白质结构、蛋白质亚型、翻译后修饰和蛋白质相互作用等。蛋白质是表型的重要组成部分，也是基因组功能的最终执行者。分析蛋白质组学信息能够更加准确地反映细胞的状态，明确肿瘤的发生、发展机制。蛋白质组学核心技术包括双向电泳（two-dimensional electrophoresis，2-DE）、质谱（mass spectrometry）及生物信息学（bioinformatics）。除此以外，一些新的方法也促进了蛋白质组学的发展，如稳定同位素特征标签生物质谱（stable isotope assisted mass spectrometry，SIAMS）、同位素编码亲和标签（isotope coded affinity tag，ICAT）、相对和绝对定量同位素标记（isobaric tags for relative and absolute quantitation，iTRAQ）、表面增强激光解析电离飞行时间质谱（surface enhanced laser desorption/ionization time-of-flight mass spectrometry，SELDI-TOF-MS）、蛋白质芯片、多维液相色谱（multidimensional liquid chromatography，MDLC）等在肿瘤蛋白质组学研究中也得到了广泛应用。

蛋白质组学技术的作用主要有以下几点。

1. 阐明肿瘤的发生、发展机制　Swiatly 等使用 iTRAQ 技术在卵巢癌中发现了 5 种差异表达的蛋白质（血清运铁蛋白、淀粉样蛋白 A1、血红蛋白、C 反应蛋白和白蛋白）与卵巢癌的发生相关。Zhao 等利用蛋白质组学技术发现 HAb18G/CD147

能够调节阿米巴样细胞运动和间充质样细胞运动，从而参与肝细胞癌的细胞入侵和转移。

2. 识别特异性标志物　蛋白质组学技术已经被广泛应用于不同肿瘤特异性标志物的识别，如肝细胞癌（HCC）、胰腺癌、卵巢癌、结直肠癌和乳腺癌等，为肿瘤的早期诊断提供了新的手段。Zhang 等使用 iTRAQ 结合液相色谱 - 电喷雾电离串联质谱（liquid chroma-tography-electrospray tandem mass spectrometry，LC-ESI-MS/MS）技术量化了肝细胞癌组和对照组血清蛋白水平的变化，共鉴定出了 1399 种蛋白质，其中 3 种蛋白质在两组之间显示出明显不同的浓度，可能是潜在的肝细胞癌生物标志物。Cintas 等采用 iTRAQ 联合质谱多反应监测（multiple reaction monitoring，MRM）技术评估血小板反应蛋白 -1 对于胰腺癌的诊断效能，结果显示血小板反应蛋白 -1 可以提高胰腺癌早期诊断的效能。多种标志物联合筛选标志物分子谱可明显提高肿瘤诊断的准确率、特异性和敏感性。Kang 等利用蛋白质组学技术在 HCC 患者血清中鉴定出 31 个差异表达蛋白，最后发现其 α_1 酸性糖蛋白联合甲胎蛋白能够提高 HCC 的诊断水平。

3. 发现潜在的治疗靶点　Ferrnandez 等通过 iTRAQ 结合 MS 的方法，发现 GSTP1、PCK2、NPM1、EPCAM、IGF2BP3、GTPBP4 在胃癌进展过程中存在表达失调，有可能作为潜在的治疗靶点。Le 等通过对吉西他滨耐药的胰腺癌细胞进行无标记蛋白质组学分析，发现微管相关蛋白 2（microtubule associated

proteins，MAP2）表达上调，表明 MAP2 可作为对吉西他滨耐药胰腺癌的治疗靶点。Liu 等研究发现在肝细胞癌细胞中通过表达人硫酸酯酶 1（hSulf-1），降低了蛋白激酶和细胞外信号调节激酶的磷酸化，从而抑制肿瘤细胞增殖和转移，具有抗肿瘤作用。因此 hSulf-1 可能成为 HCC 治疗的潜在药物靶点。

4. 阐明药物耐药的机制　Liu 等运用 2-DE 质谱技术比较药物敏感的乳腺癌细胞株 MCF7 和多药耐药细胞株 MCF7/AdVp3000 细胞株的蛋白质谱，研究发现 14-3-3σ 表达上调能够促使 MCF7 产生耐药性，研究认为 14-3-3σ 可能是导致早期耐药的主要蛋白质。CRUZ 等使用 2D-gel 蛋白质组学方法对 3 例患者的卵巢癌细胞系和 5 个活检标本进行研究，发现 α-enolase（ENOA）、elongation factor Tu（EFTU）、glyceraldehyde-3-phosphate dehydrogenase（G3P）、stress-70 protein，mitochondrial（GRP75）、apolipoprotein A-1（APOA1）、peroxiredoxin（PRDX2）、annexin A（ANXA）可以作为卵巢癌耐药的候选标志物。

蛋白质组学为阐明疾病的分子特征提供精准信息，促进生物标志物的发现和鉴定，同时在制订治疗策略和阐明耐药机制方面具有重要意义。蛋白质组学技术研究结论的重复性较差，这可能与蛋白质组学技术的复杂性、技术本身的缺陷、取材和标本处理缺乏规范性、蛋白质存在相互作用、蛋白质表达存在个体差异性等因素有关。

六、代谢组学技术

代谢物是在代谢过程中产生的分子量 < 1000 的小分子，能够作为细胞生化过程的起始、中间或最终产物，提供基因与环境之间相互作用的信息。代谢组学通过考察生物体系受刺激前、后代谢产物的图谱及其动态变化，监测基因调控、酶活性改变和代谢反应变化，对细胞状态进行适时评估。磁共振和基于质谱的分析技术是代谢组学研究的两种主要技术手段。代谢组学在诊断肿瘤早期标志物、预测和监测治疗反应和发现新的治疗靶点等方面具有重要潜力。Yang 等利用 1H MAS NMR 和主成分分析（principal component analysis，PCA）研究表明，人轻度肝细胞癌（hepatocellular carcinoma，HCC）及重度肝细胞癌与毗邻的正常肝组织在代谢物表达上有显著差异，且轻度肝细胞癌与重度肝细胞癌之间也有显著差异，这对于肝细胞癌的早期诊断很重要。Nalbantoglu 将接受立体定向放射治疗（SBRT）和使用 SBRT 的调强放射治疗（IMRT）治疗前后的前列腺癌患者进行基于质谱的非靶向血清代谢组学分析，结果显示，氮、嘧啶、嘌呤、卟啉、丙氨酸、天冬氨酸、谷氨酸和甘油磷脂等代谢在放疗中发生改变，这对评估放疗效果和患者预后有潜在的作用。Xu 等运用代谢组学技术对胃癌细胞标本进行分析发现，异柠檬酸脱氢酶 1（IDH1）能够调控胃癌代谢。IDH1 抑制剂能够抑制胃癌细胞，是改善胃癌患者预后的潜在的治疗靶点。

七、多组学研究

肿瘤的发生和发展极其复杂，可能在基因组、转录组、蛋白质组和代谢组等某一个或多个组学上都发生变异，任何单一组学都不足以阐明肿瘤复杂的发病机制，因此将多组学整合分析是发展趋势。随着高通量测序技术的发展也使多组学研究成为可能，综合多组学数据分析能够从整体的角度出发，系统、深入地揭示肿瘤发生、发展的机制，明确肿瘤的分子分型，能够发现新的肿瘤标志物和药物靶点，有利于以症状为导向的传统诊断方法向精准诊断转变，有利于实现肿瘤的精准医疗。尽管多组学分析在肿瘤研究方面取得了显著的成果，但是仍存在诸多挑战和困境。首先，多组学分析需要将组学数据整合，如此复杂的大规模数据对生物信息平台的分析能力及计算能力提出了较高要求；其次，尽管多组学方法提供了大量潜在的生物标志物和治疗靶标，但由于药物开发尚不完备，大多数靶标缺乏对应的靶向药物，要想将多组学分析的成果应用到临床治疗，提高肿瘤早期诊断率和生存率，还有很长的路要走。当然，随着大数据、人工智能技术的开发应用及生物信息技术平台和药物研制技术的发展，多组学分析必将加速肿瘤精准治疗时代的到来，最终使更多的肿瘤患者受益。

第三节　精准治疗

一、靶向治疗

随着分子生物学技术的快速发展，靶向治疗在肿瘤治疗中受到了越来越多的重视。靶向治疗是以肿瘤细胞标志性的分子为靶点，对细胞恶变的发生、发展环节进行有针对性的干预，以达到治疗肿瘤的目的。靶向治疗主要是针对肿瘤细胞的生长，如干扰细胞周期、抑制肿瘤细胞增殖、抑制肿瘤细胞转移、诱导肿瘤细胞分化或凋亡、抑制肿瘤血管生成等途径。靶向治疗通过对病灶的精准打击，在提高治疗效果的同时，对正常细胞组织影响小，能够减轻患者的不良反应。靶向治疗按照治疗靶点可以分为以下 6 类。

1. 靶向肿瘤细胞　此类靶向治疗药物多数为单克隆抗体，单克隆抗体与生长因子受体或分化抗原进行特异性结合，通过阻断细胞增殖信号，诱导肿瘤免疫应答，产生抗体依赖细胞介导的细胞毒作用（antibody-dependent cell-mediated cytotoxicity，ADCC）和补体依赖的细胞毒性（complement dependent cytoto-xicity，CDC），从而达到杀伤肿瘤细胞的目的。根据作用的靶分子不同，单克隆抗体可以分为作用于细胞生长因子受体的单克隆抗体和作用于细胞膜分化抗原的单克隆抗体。以针对细胞膜分化抗原的单克隆抗体为例，单克隆抗体与细胞膜分化抗原结合后，通过 ADCC 和 CDC 效应杀伤肿瘤细胞。如果将单克隆抗体与化学药物或放射性核素共同构成单克隆抗体偶联物，则可以使杀伤肿瘤细胞的活性物质更加特异性地作用于肿瘤细胞。目前临床应用的分化抗原单克隆抗体主要有西妥昔单抗、利妥昔单抗、阿仑单抗和托西莫单抗等。

2. 靶向细胞内信号转导分子　在肿瘤细胞内，生长因子或受体发生基因突变或过表达，导致受体的过度激活，活化细胞内激酶，进而激活下游信号途径，促进肿瘤生长。目前发现几乎所有肿瘤细胞内信号转导通路均有某些共同的突变，如胞质内与生长关系最密切的丝裂原活化蛋白激酶 - 细胞外信号调节激酶（mitogen-activated protein kinases-extracellular signal-regulated kinase，MAPK-ERK）信号通路。MAPK-ERK 信号上游分子发生的突变主要集中在一些酪氨酸激酶，下游的信号分子突变主要在一些胞质信号复合体。无论突变发生在信号通路的哪个部位，均会导致 MAPK-ERK 信号通路的异常激活。细胞内信号转导分子的靶向治疗，其作用靶点为细胞表面抗原、生长因子受体或细胞内信号转导通路中主要的蛋白质或酶。作为治疗靶标的细胞内信号转导通路主要有 PARP、PI3K-AKT-mTOR、RAS-RAF-MEK、Hedgehog、Notch 及凋亡信号通路等。

3. 针对细胞周期蛋白　细胞周期包括合成 DNA 的时期（S 期）、进行 DNA 拷贝分配和细胞分裂的有丝分裂期（M 期）、在 M 期结束后和 S 期开始前的一段间隙（G_1 期）、在 S

期结束后和 M 期开始前的间隙（G_2 期）。细胞周期调控是一个复杂和精细的调节过程，与细胞的分化、成长、凋亡和死亡有着密切的关系。其中周期蛋白依赖性激酶 / 周期蛋白（CDK/cyclin）是细胞周期调控网络的核心，主导着细胞周期的启动、运行和结束。极光激酶也是细胞有丝分裂 M 期的重要调节激酶，极光激酶的过表达或基因扩增已在多种肿瘤中得到证实。当前以 CDK/cyclin 和极光激酶为靶点的治疗是靶向细胞周期蛋白的研究重点。roscovitine 的主要作用是抑制 CDK1、CDK2、CDK5、CDK7、CDK9，并对 CDK4、CDK6、CDK8 有一定的抑制作用。鉴于 CDK5 的血管生成特性，当 roscovitine 靶向 CDK5 时，有明显的抗血管生成作用。目前对 56 种不同类型的晚期恶性肿瘤患者进行 roscovitine 的 I 期临床试验显示了有潜力的抗肿瘤效果。另一种靶向 CDK5 的抑制药 dinaciclib 也降低了肝细胞癌从 I 期到 II 期的进展。极光激酶（aurora kinase）抑制剂 CCT137690 是一种通过 RIPK1、RIPK3 和 MLKL 诱导胰腺导管腺癌细胞坏死的药物，可以减缓小鼠胰腺导管腺癌原位肿瘤细胞的生长。极光激酶 A 和糖原合成酶激酶 3β 的表达与患者的总生存时间呈负相关，极光激酶 A 可能是胰腺癌的治疗靶点。

4. 靶向细胞凋亡调节因子　细胞凋亡是指为了维持内环境稳定，由基因控制的细胞自主的有序的死亡。凋亡促进的基因主要有 *p53*、*MYC*、*TRAIL* 等；凋亡抑制的基因主要有 *p35*、*CrmA*、*IAPs*、*FLIPs* 及 *Bcl-2* 家族等。针对细胞凋亡调节的靶向药物是以细胞凋亡相关调控基因为靶点诱导肿瘤细胞凋亡。ABT-199 对 *Bcl-2* 有较强的亲和力，对 *Bcl-xL* 的亲和力较弱，对血小板影响小，ABT-199 能通过特异性地抑制 Bcl-2 蛋白，激活内源性线粒体凋亡通路，使肿瘤细胞快速凋亡，在血液肿瘤的治疗上有很好的前景。

5. 靶向细胞表观遗传修饰异常 表观遗传学异常也是肿瘤细胞的特征之一，包括 DNA 异常甲基化、组蛋白去乙酰化异常、染色质结构异常等。异常的表观遗传学能够影响细胞生长、分化、凋亡、转化的基因转录，以及肿瘤发生、发展相关的基因。在致癌因素作用下，细胞内甲基转移酶过度表达，使抑癌基因超甲基化，从而导致肿瘤的发生。甲基转移酶抑制剂通过去甲基化，恢复抑癌基因的功能，发挥抑制肿瘤的作用。地西他滨能够逆转 DNA 超甲基化、恢复抑癌基因活性，低剂量的地西他滨还能通过促进分化和诱导癌细胞凋亡，从而抑制白血病增殖。美国食品药品监督管理局（FDA）已经批准将地西他滨用于治疗骨髓增生异常综合征，在急、慢性髓细胞性白血病及淋巴瘤的治疗中均取得了较好的效果。

6. 靶向肿瘤血管生成 肿瘤新生血管主要由内皮细胞、周细胞和基底膜构成，内皮细胞的激活、迁移和增殖是血管生成的关键步骤。在众多的血管生成因子中，血管内皮生长因子（vascular endothelial growth factor，VEGF）在血管生成过程中发挥着至关重要的调控作用。VEGF 和血管内皮生长因子受体（VEGFR）在肿瘤细胞及肿瘤血管内皮中均呈高表达，是抗肿瘤血管生成的理想靶点。贝伐珠单抗（bevacizumab）是人源化抗 VEGF 单克隆抗体，已经获批用于结直肠癌、乳腺癌和非小细胞肺癌的治疗。舒尼替尼（sunitinib）能与磷酸化的 VEGFR酪氨酸残基结合，从而抑制信号转导，既能直接抑制肿瘤细胞增殖，又能抑制肿瘤血管生成。仑伐替尼（lenvatinib）是一种多靶点的激酶抑制剂，主要靶点包括 VEGFR-1、VEGFR-2、VEGFR-3、FGFR1、PDGFR、cKit、Ret 等，通过对以血管生成因子为主的靶点的抑制，仑伐替尼在针对晚期肝细胞癌的一线治疗方面对比索拉非尼获得了非劣效的结果，并且联合 PD-1 抗体在晚期肝细胞癌及胆管癌的治疗方面能够延长患者的无进展生存时间（progression free survival，PFS）和总生存时间（overall survival，OS），提高了患者的生存获益。内皮抑素是胶原Ⅷ的 C 末端非胶原区结构域的 184 个氨基酸片段，可以特异性抑制血管内皮细胞的增生，从而抑制血管生成，包括基质金属蛋白酶抑制剂 neovastat、整合素抗体 vitaxin 和胎盘生长因子抑制剂等在内的内皮抑素正在研究中，尚未应用于临床。

二、免疫治疗

人体免疫系统包括免疫分子、免疫细胞和免疫器官，主要具有免疫防御、免疫监视、免疫自身稳定三大主要功能。免疫系统能够抵御外界病原菌的感染，清除自身突变细胞，并维持内环境的相对稳定。免疫治疗是利用免疫学方法，针对机体亢进或低下的免疫状态进行干预，以加强或减轻免疫应答，达到治疗疾病的目的。免疫治疗包括被动免疫治疗和主动免疫治疗两大类。

（一）被动免疫治疗

被动免疫治疗是给人体注射免疫应答产物，如抗体或免疫效应细胞等，使人体被动产生适应性免疫应答。

1. 免疫检查点抑制剂　　正常情况下，免疫检查点可以通过调节免疫细胞的活性来维持免疫耐受，防止机体受到自身免疫细胞的攻击，但在面对肿瘤细胞时，免疫检查点的激活则会抑制免疫系统，降低机体自身的抗肿瘤免疫反应，从而使免疫应答处于耐受状态。因此，免疫检查点的激活是导致肿瘤免疫逃逸的一个重要原因。免疫检查点主要包括程序性死亡蛋白1（programmed death-1，PD-1）、细胞毒性 T 淋巴细胞相关蛋白 4（cytotoxic T-lymphocyte associated protein 4，CTLA-4）、吲哚胺 2，3- 双加氧酶（indoleamine2，3-dioxygenase，IDO）等。2018 年日本学者本庶佑因为首先鉴定 PD-1 为活化 T 淋巴细胞上的诱导型基因，美国学者 James Allison 凭借最先分离出 T 细胞抗原（T-cellantigen）复合物蛋白双双获得 2018 年的诺贝尔奖。

（1）PD-1 抑制剂 /PD-L1 抑制剂：PD-1 主要表达于活化的 T 淋巴细胞表面，PD-1 配体（PD-1ligand1，PD-L1）表达于肿瘤细胞表面。在 PD-1 与 PD-L1 结合后，PD-1 中的 ITSM

结构域发生磷酸化，并募集蛋白络氨酸磷酸酶 SHP-2，使下游的脾酪氨酸激酶（spleen tyrosine kinase，SyK）和磷脂酰肌醇 3- 激酶（phosphoinositide 3-kinase，PI3K）发生除极，抑制葡萄糖的消耗，从而抑制抗原呈递细胞。PD-1 与 PD-L1 结合后可抑制白细胞介素 -2（interleukin-2，IL-2）、γ- 干扰素（interferon-γ，IFN-γ）、肿瘤坏死因子 - α（tumornecrosis factor-α，TNF-α）等多种细胞因子的产生，并抑制 B 细胞的增殖、分化及免疫球蛋白的分泌，负向调节机体抗肿瘤免疫应答。PD-1 与 PD-L1 结合后可干扰 T 细胞能量代谢，降低 T 细胞功能，还可以使 T 细胞释放相关细胞因子和细胞毒素，促进 T 细胞凋亡。恶性肿瘤发生时，肿瘤细胞高表达的 PD-L1 与 T 细胞表面的 PD-1 结合后，介导负反馈调节，抑制 T 细胞功能，从而抑制肿瘤的免疫应答，导致肿瘤细胞逃逸机体的免疫监视。近年来，PD-1 和 PD-L1 抗体已逐渐被证明对霍奇金淋巴瘤、黑色素瘤、肺癌、肝细胞癌、肾癌及膀胱癌等恶性肿瘤患者有效，能够显著延长患者的生存期。

在恶性黑色素瘤方面，一项 III 期临床研究 CheckMate-066 招募了 418 例未经治疗的 BRAF 野生型晚期恶性黑色素瘤患者，用来比较 nivolumab 与传统化疗药物达卡巴嗪的有效性与安全性，结果显示 nivolumab 组对比达卡巴嗪组，患者的中位无进展生存期、1 年生存率及客观缓解率（objective response rate，ORR）均明显提高，同时 3 ～ 4 级不良反应发生率更低。另一项 III 期临床试验 KEYNOTE-006 研究中共纳入了 834 例晚期黑色素瘤患者，pembrolizumab 与 ipilimumab 相比，晚期黑色素瘤患者的无瘤生存期（DFS）和总生存时间（OS）均有显著提高。在术后辅助治疗方面，CheckMate-238 研究将906 例Ⅲ B/C 期或Ⅳ期黑色素瘤术后患者进行了随机分组，结果显示 nivolumab 相比 ipilimumab 能显著降低患者的无复发生存率，且与 PD-L1 的表达无关。KEYNOTE-054 研究也发现，和安慰剂组相比 pembrolizumab 能显著降低 1 年的无复发生存（relapse free survive，RFS），特别是在 PD-L1 表达阳性的患者中更加明显。

在霍奇金淋巴瘤方面，HRS 细胞上表达的 PD-L1 与 T 细胞上表达的 PD-1 结合后，会诱导 T 细胞耗竭，引起免疫抑制。在 CheckMate-205 和 KEYNOTE-087 研究中，针对难治性霍奇金淋巴瘤，nivolumab 和 pembrolizumab 都能获得理想的 ORR，中位 PFS 时间也能显著延长。

肺癌的免疫治疗一直是肿瘤治疗领域的热点。在非小细胞肺癌（non-small cell lung cancer，NSCLC）治疗方面，CheckMate-026 研究对比了 nivolumab 与含铂化疗一线治疗PD-L1 阳性Ⅳ期或复发性 NSCLC 的疗效。研究结果显示，尽管 nivolumab 在 PD-L1 阳性（TPS ≥ 5%）的患者中未能延长PFS 和 OS，但对于高肿瘤突变负荷（tumor mutation burden，TMB）的患者却能够提高 ORR 和 PFS。

KEYNOTE-001 研究尽管是个Ⅰb 期研究，pembrolizumab在初治和经治 NSCLC 患者中均观察到明显的抗肿瘤活性，特别是对于 PD-L1 高表达（TPS ＞ 50%）的初治患者，ORR 和 24 个月 OS 率能够分别达到 58% 和 61%。由于 pembrolizumab 在 NSCLC 患者中的良好治疗效果，KEYNOTE-024 研究将其应用于 PD-L1 高表达、EGFR/ALK 阴性的晚期 NSCLC 患者的一线治疗。结果发现，和含铂化疗方案比较，pembrolizumab 能够降低死亡风险，明显改善患者的 PFS 和 ORR。在 KEYNOTE-024 研究基础上，KEYNOTE-042 研究将治疗人群扩大到 PD-L1 阳性（TPS ≥ 1%）的人群，治疗结果显示和传统化疗比较，pembrolizumab 能够显著提高 OS，特别是对于 PD-L1 高表达的患者治疗效果更加显著。在 PD-L1 方面尽管临床数据较少，在 BIRCH 研究中，Atezolizumab 在晚期 NSCLC 患者的一线治疗中也显示出了良好的疗效及安全性。

在消化道肿瘤领域，2015 年国际多中心的临床研究 KEYNOTE-012 显示，对于 PD-L1 阳性的复发性局部晚期或转移性胃或胃食管结合部腺癌的患者 PD-1 抑制剂 /PD-L1 抑制剂治疗能够提高其客观缓解率。在一项亚组Ⅲ期临床试验中，亚洲地区既往接受过二线及二级以上治疗的胃或胃食管结合部肿瘤患者在接受 nivolumab 治疗后总生存期能获得显著延长。同样在肝癌的治疗中，nivolumab 和 pembrolizumab 分别凭借 CheckMate-040 和 KEYNOTE-224 研究的成功被 FDA 批准用于晚期肝癌的二线治疗，但是在随后的Ⅲ期研究中，尽管 pembrolizumab 在 KEYNOTE-240 研究中获得了不劣于 KEYNOTE-224 的研究结果，但是由于统计方法设计的问题及出组患者的后线交叉治疗的影响，最终 pembrolizumab 对比安慰剂取得了阴性结果。nivolumab 也遇到了同样的问题，尽管在 CheckMate-040 与索拉非尼头对头的研究中 ORR 和 OS 均与前期的 II 期研究类似，但在 III 期研究中却未能在 OS 上取得统计学差异。值得关注的是，我国国产 PD-1 抗体卡瑞利珠在晚期肝癌的治疗中取得了 14.7% 的 ORR，中位生存期达到了 13.8 个月，正是凭借着这个研究的成功，卡瑞利珠被 CFDA 批准用于晚期肝癌的二线治疗。

PD-1 和 PD-L1 抗体在泌尿系统和妇科肿瘤的治疗中同样发挥了很大的作用。CheckMate-025 研究将晚期或转移性肾透明细胞癌患者随机分为 nivolumab 组和依维莫司治疗组，结果显示 nivolumab 组的中位 OS 显著优于依维莫司组。pembrolizumab 对于 PD-L1 表达 > 1 分的高突变微卫星不稳定型（MSI-H）的晚期子宫内膜癌患者，能显著延长患者的 ORR 和 PFS。PD-L1 抗体 Atezolizumab 能够有效提高转移性肾癌和顺铂化疗进展后的膀胱尿路上皮细胞癌患者的 ORR。

（2）CTLA-4 抑制剂：CTLA-4 是活化的 $CD4^+T$ 细胞和 $CD8^+T$ 细胞上的跨膜配体，与 CD28 竞争性充当 B7 分子的配体，当 CTLA-4 与 B7 分子结合后能传递抑制性信号，下调或终止 T 细胞活化。CTLA-4 抗体的作用机制与 PD-1 抗体是不同的，CTLA-4 抗体能够增加 T 细胞的克隆多样性，促进 T 细胞浸润能力，抑制 Treg 和骨髓来源的抑制性细胞（MDSC）。有研究表明，无论是单药还是联合放疗，ipilimumab 在恶性黑

色素瘤，特别是脑转移瘤患者中都显示了良好的疗效，因此
2011 年美国的 FDA 和欧洲药品质量管理局（EDQM）批准将
ipilimumab 用于恶性黑色素瘤的一线治疗药物。

（3）IDO 抑制剂：吲哚胺 2，3- 双加氧酶（IDO）是一种
存在于细胞内可以催化色氨酸代谢的酶，肿瘤引发的炎症会诱
导肿瘤微环境中的树突状细胞和肿瘤细胞高表达 IDO，使肿瘤
微环境中的色氨酸持续消耗，从而抑制 T 细胞的功能活性，最
终导致癌细胞逃脱免疫细胞的杀伤，IDO 抑制剂能够激活免疫
细胞对肿瘤的杀伤作用。有研究表明 IDO 抑制剂可以有效治疗
三阴性乳腺癌，然而Ⅲ期临床研究 ECHO–301 研究报道了 IDO
抑制剂 epacadostat 联合 pembrolizumab 相比 pembrolizumab 单
药治疗晚期恶性黑色素瘤，未能改善患者的 PFS 和 OS，随着
这项研究的失败也给 IDO 抑制剂的研究蒙上了一层阴影。

（4）联合治疗：免疫检查点抑制剂单药治疗尽管和传统治
疗相比能在一定程度上提高患者的客观反应率和生存获益，但
总体来说获益的患者仍然非常有限。如何扩大获益人群，如何
进一步提高肿瘤反应率和患者的总生存时间，是困扰临床医师
的首要问题。联合治疗不管是不同免疫检查点抑制剂之间的联
合，还是与化疗、放疗、局部治疗、靶向治疗之间的联合，从
理论上来讲都能促进肿瘤新生抗原的释放，促进免疫效应细胞
的浸润，促进肿瘤血管的正常化，上调黏附分子和死亡受体，
抑制 MDSC 和 Treg 细胞。

对于免疫联合化疗而言，KEYNOTE–021 与 KEYNOTE–189

研究均显示 pembrolizumab 联合培美曲塞 / 铂类比单独化疗能够显著延长非鳞状 NSCLC 的 PFS 和 OS。在随后的 KEYNOTE-407 研究中再次显示 pembrolizumab 联合卡铂 / 紫杉醇或白蛋白结合型紫杉醇的联合治疗较化疗显著延长了鳞状 NSCLC 的 PFS 和 OS。

除化疗外，免疫联合靶向治疗也是当前治疗的热点。KEYNOTE-524 尽管是一项 pembrolizumab 联合 levatinib 一线治疗晚期不可手术的肝细胞癌的 Ⅰ b 期研究，但从已经纳入的 100 例有效评估的患者来看，患者的 ORR 达到 46%，其中 11% 的患者获得完全缓解，PFS 和 OS 分别达到 9.3 个月和 22 个月，这些数据与单独使用 PD-1 抗体及既往治疗数据比较均显著提高了患者的生存获益。除此以外，在一项Ⅲ期临床研究 IMbrave-150 中，atezolizumab 联合 bevacizumab 与 sorafenib 进行头对头比较获得了 27.3% 的 ORR 和 73.6% 的 DCR，6 个月和 12 个月的生存率估计分别能够达到 84.8% 和 67.2%。由于这是第 1 个对比 sorafenib 获得成功的Ⅲ期临床研究，因此 atezolizumab 联合 bevacizumab 被 FDA 批准用于晚期肝癌的一线治疗。IMpower-150 研究在卡铂 / 紫杉醇联合 bevazutinib 中加入 atezoliumab，结果显示，联合治疗能够显著延长包括 EGFR/ALK 突变阳性、Teff 低表达、PD-L1 阴性和肝转移患者在内所有患者的 PFS。

目前双免治疗，即同时使用两种免疫检查点抑制剂的治疗，也受到了越来越多的关注。在 CheckMate-214 一项Ⅲ期临床试验中发现，与单药 sunitinib 相比，nivolumab 联合 ipilimab 能够有效提高既往未治疗的晚期肾细胞癌患者的 ORR 和 OS，明显改善患者的生活质量。PD-1 和 CTLA-4 抗体的联合使用还能提高转移性肾透明细胞癌患者的 PFS 和 OS。PD-L1 抗体 Durvaluamb 联合 CTLA-4 抗体 tremelimumab 在一线治疗晚期肝癌方面已取得了良好的治疗效果。双免治疗如能解决不良反应率较高的问题，将来有可能会成为晚期肿瘤的一线治疗方案。

2. 过继性免疫治疗　过继免疫治疗是指将自身或异体的免疫因子或免疫细胞在体外扩增后，输给免疫功能低下的患者，使其获得抗肿瘤免疫力的方法。过继免疫治疗可以分为过继性免疫因子治疗和过继性免疫细胞治疗两大类。

（1）过继性免疫因子治疗：免疫因子主要包括了由免疫细胞及组织细胞分泌的白细胞介素（interleukin，IL）、集落刺激因子（colony stimulating factor，CSF）、干扰素（interferon，IFN）、肿瘤坏死因子（tumor necrosis factor，TNF）等细胞因子。这些免疫因子可以通过结合相应受体调节细胞的生长、分化，调控机体的免疫应答。IL-2 是最早被批准用于转移性恶化黑色素瘤患者的免疫因子，能够维持较高的持久响应率，然而，严重的毒性和潜在的免疫抑制作用限制了其广泛使用。IL-2 激动剂 bempegaldesleukin 能够使抗肿瘤反应最大化并降低其不良反应。其他免疫因子，如 IFN-γ、TNF-α、IL-15、粒细胞巨噬细胞集落刺激因子（granulocyte-macrophage colony stimulating factor，GM-CSF）等也在临床试验中获得了一定的治疗效果。

（2）过继性免疫细胞治疗：过继性免疫细胞治疗是将机体的免疫细胞在体外诱导、修饰、扩增、功能鉴定，筛选出具有特异、高效的肿瘤杀伤活性的效应细胞，并回输到患者体内，从而抑制和杀伤肿瘤细胞的免疫治疗方法。应用于临床的主要有以下几种免疫细胞：淋巴因子激活的杀伤（lymphokine-activated killer，LAK）细胞、肿瘤浸润淋巴细胞（tumor infiltrating lymphocytes，TIL）、细胞因子诱导的杀伤（cytokine induced killer，CIK）细胞、自然杀伤（NK）细胞、嵌合抗原受体T（chimeric antigen receptor T，CAR-T）细胞，这些细胞特异性高，副作用小。LAK治疗是采用IL-2在体外刺激活化患者的外周血单核细胞，诱导产生一群具有非特异性细胞毒性作用的异质性效应细胞，其中以NK细胞为主发挥抗肿瘤作用。LAK抗癌谱广，治疗作用不受主要组织相容性复合体（MHC）的限制，LAK在单独应用、联合化疗及手术等方面的应用已经在多个种类的肿瘤治疗中显示了良好的治疗作用。TIL是对肿瘤相关抗原具有特异性反应的T淋巴细胞，能够分泌效应细胞样的细胞因子。$CD8^+TIL$ 具有细胞毒性作用，能够直接识别TAA，局部浸润的 $CD8^+TIL$ 越多，患者的自身抗肿瘤反应越强，预后就越好。$CD4^+TIL$ 能够提高并维持 $CD8^+TIL$ 的抗肿瘤效应。即使在没有 $CD8^+TIL$ 的情况下，$CD4^+TIL$ 也能够通过PRF1/GZMB途径杀伤MHC-II阳性的肿瘤细胞，或通过Th1/M1样巨噬细胞依赖的杀伤机制杀伤MHC-II阴性的肿瘤细胞。

多项研究发现，TIL 对恶性黑色素瘤有积极的治疗作用，且肿瘤侵袭边缘的 T 淋巴细胞总数与肿瘤大小呈相关性。除了恶性黑色素瘤以外，近年来在乳腺癌的治疗上 TIL 也展现了良好的治疗前景。CIK 细胞中主要的效应成分是 CD3 和 CD56 双阳性的 NK 细胞样 T 淋巴细胞，能够通过多条非 MHC 限制性途径作用于肿瘤细胞。CIK 增殖能力强、杀瘤谱广，能够激活机体自身的免疫系统，识别和杀伤肿瘤细胞。自体 CIK 细胞回输在治疗转移性肾透明细胞癌患者时取得了优于 IL-2 联合 IFN-a-2a 的疗效，能明显改善患者的免疫功能，延长患者的 PFS 和 OS。目前将树突状细胞（DC）与 CIK 细胞联合培养应用是研究较多的治疗方式。有研究表明，DC-CIK 细胞对 NSCLC、乳腺癌和晚期胃癌的患者均具有安全、有效的治疗效果，且不良反应可以耐受。NK 细胞能够通过非 MHC 限制途径识别并杀伤受病原微生物感染的细胞，在抵御病原微生物感染和预防肿瘤进展中具有重要作用。以 NK 细胞为基础的免疫治疗已被应用于临床，其中包括了体内细胞因子介导的内源性 NK 细胞扩增及体外扩增后的 NK 细胞过继回输。

近年来嵌合抗原受体（chimeric antigen receptor，CAR）-T 细胞在肿瘤治疗中疗效显著，已被批准用于临床治疗 B 细胞淋巴瘤。CAR 细胞治疗的优势在于 CAR 蛋白识别肿瘤相关抗原不受 MHC 的限制，防止肿瘤免疫逃逸，CAR 还能够识别多种细胞表面抗原，识别谱广泛。除此以外，CAR 细胞治疗还能靶向多种 T 细胞亚群，包括 CD4$^+$、CD8$^+$、幼稚 T 细胞、记忆 T

细胞和效应 T 细胞。双靶向 CD19/CD22 的 CAR-T 细胞对特异性肿瘤细胞具有强烈杀伤力，主要用于白血病和淋巴瘤的治疗。双嵌合抗原受体 T 细胞（bichimeric antigen receptor T-cells，BiCAR-T）也能在体内、外抑制恶性胶质瘤的生长。CAR-T 主要用于血液系统的肿瘤和淋巴瘤，在实体瘤中尚未展现出良好的治疗效果，而且 CAR-T 细胞引发的细胞因子风暴（cytokine release syndrome，CRS），会引发急性呼吸窘迫综合征和多器官功能衰竭等严重后果，这些都是目前尚未解决的。除了 CAR-T 细胞治疗以外，CAR-NK 在取得优异的抗肿瘤活性的同时，却未表现出严重的毒性问题，显示出了良好的治疗前景，为肿瘤的免疫治疗提供了更多方向。

（二）主动免疫治疗

主动免疫是利用自身免疫系统产生的抗体来治疗疾病的方法，既往在临床上预防特定的感染性疾病，如结核、天花和脊髓灰质炎等疫苗就属于主动免疫。在肿瘤免疫治疗方面，主动免疫主要是指肿瘤疫苗。肿瘤疫苗是含有肿瘤特异性抗原或肿瘤相关抗原的多肽、DNA、RNA 等进入人体后，在细胞因子和趋化因子的辅助下，激活患者自身免疫系统，诱导机体产生特异性的细胞免疫和体液免疫反应，增强机体自身的抗肿瘤作用，进而杀伤和清除肿瘤细胞。

肿瘤疫苗可以分为预防性疫苗和治疗性疫苗。预防性疫苗通过接种于具有遗传、易感的健康人群，进而可以减少或消除肿瘤的发生。目前广泛应用的人乳头瘤病毒（HPV）就是预防性疫苗。治疗性疫苗是以肿瘤相关抗原为基础，以治疗为目的的疫苗，多用于术后的辅助治疗。根据肿瘤疫苗的来源又可将肿瘤疫苗分为多肽疫苗、肿瘤细胞疫苗、DC 疫苗、DNA 疫苗、CTL 表位疫苗、RNA 疫苗等。

1. 多肽疫苗　多肽疫苗是肿瘤疫苗中最常见的形式。多肽疫苗通过利用肿瘤抗原肽激活机体自身免疫系统，诱导机体产生特异性细胞和体液免疫应答，从而达到抑制肿瘤的生长、转移和复发的目的。多肽疫苗的安全性好、特异性高，但是合成的肽段序列长度不够，无法获得理想的 $CD8^+T$ 细胞反应，免疫原性差，而且只能用于拥有相同人类白细胞抗原位点的患者，在应用中具有一定的局限性。

2. 肿瘤细胞疫苗　肿瘤细胞疫苗是一种传统的免疫治疗形式，是指从自身或异体肿瘤组织中提取肿瘤细胞，利用物理、化学或生物方法进行灭活处理使之丧失致瘤性，但仍保持其免疫原性，再注入机体进行主动免疫。肿瘤细胞疫苗可以分为自体肿瘤细胞疫苗和异体肿瘤细胞疫苗，理论上讲，这类疫苗可提供肿瘤抗原，诱导机体产生抗肿瘤免疫应答，然而肿瘤细胞特异性抗原表达一般比较低，并缺乏一些免疫辅助因子的表达，常无法有效地诱导抗肿瘤免疫应答。因此，通常采用在疫苗中加入诱导免疫应答的细胞因子、导入细胞因子的编码基因，或导入诱导性共刺激分子的编码基因，借此来增强疫苗免疫原性，其中以疫苗中加入粒细胞巨噬细胞集落刺激因子（GM-CSF）

最为有效，因为局部表达的 GM-CSF 能够增加抗原提呈细胞数量，有效地捕获、加工和提呈抗原给 T 细胞。在肿瘤细胞疫苗中导入诱导性共刺激分子，也能够提供 T 细胞活化所需的非特异性第二信号，促进机体产生免疫应答。近年来，靶向肿瘤干细胞的肿瘤疫苗受到了极大关注，有研究显示，类肿瘤干细胞的耐药性慢周期肿瘤细胞已具有成为疫苗的可能性。

3. DC 疫苗　DC 是来源于骨髓造血系统的抗原呈递细胞，DC 在非特异性免疫应答、特异性免疫应答和维持机体免疫耐受中具有非常重要的作用。DC 可以诱导机体的初始免疫应答能力，激活 T 淋巴细胞，增强机体特异性免疫应答能力，因此利用 DC 作为载体制备出的 DC 疫苗是最有前景的肿瘤免疫方法。DC 疫苗是在体外将肿瘤特异抗原、肿瘤相关抗原或肿瘤细胞抗原通过电转染或病毒转染与可特异性识别肿瘤细胞的 DC 细胞结合，回输到患者体内，从而激活 T 细胞的肿瘤免疫反应。DC 疫苗 provenge 能够将晚期前列腺癌的 OS 延长到 14.5 个月，成为首个被 FDA 批准用于无症状或极轻度转移性去势抵抗性前列腺癌的 DC 疗法。靶向细胞周期蛋白、靶向肿瘤干细胞及联合化疗药物的 DC 细胞疫苗都开始进行治疗性尝试。然而在临床中 DC 疫苗的使用仍存在一些不足，如 DC 疫苗制备烦琐，如何保证 DC 疫苗在体外的活性，如何将 DC 疫苗输注患者体内才能达到最佳效益，如何避免由于 DC 疫苗输入而可能引起的机体自身免疫应答等关键技术问题都需要进一步的研究与探索。

4. DNA 疫苗　DNA 疫苗是利用基因工程技术将编码肿瘤特

异性抗原的 DNA 片段结合于重组病毒或质粒 DNA 等表达载体上，再将疫苗接种于体内，利用其表达出的抗原性诱导机体产生特异性免疫应答。将编码有目的抗原的质粒 DNA 经皮内或肌内注射是一种简单而有效的肿瘤免疫治疗方法，但是 DNA 疫苗的靶向肿瘤抗原免疫原性较弱，单独使用效果不佳，可以在载体抗原序列上加上辅助因子以促进序列的表达。

5.CTL 表位疫苗　随着对免疫应答机制的深入研究，科学家们发现激发机体产生免疫应答的是与 MHC 分子结合的氨基酸短肽，因此寻找肿瘤特异性抗原及对应的 CTL 表位，通过 CTL 表位疫苗可启动肿瘤特异性 CTL 反应为主的免疫反应，从而抑制肿瘤的生长和转移。

6.RNA 疫苗　RNA 疫苗和 DNA 疫苗不同，RNA 本身容易降解，虽然不容易引起严重的自身免疫性疾病等不良反应，但也需要和稳定剂、佐剂一起使用以增强其免疫原性。

尽管当前免疫治疗开展得如火如荼，但我们需要清醒地认识到免疫治疗仍具有一定局限性，存在脱靶副作用、应用前处理时间长和患者反应率有限等问题，单一的免疫治疗往往很难取得令人满意的临床效果。要提高肿瘤免疫治疗的效果，需要从以下 3 个方面入手：①增加新生抗原释放，增强肿瘤相关抗原呈递来促进 T 细胞活化；②清除免疫抑制细胞，从而缓解免疫抑制的微环境；③打破促纤维增生屏障，将更多的效应 T 细胞引入到肿瘤微环境中。因此，免疫治疗与手术、化疗、放疗及其他局部治疗手段的联合治疗是今后治疗的发展趋势，联合治疗比单药治疗具有更有效的作用和更广阔的应用前景。临床医师需要做的就是以患者的最佳预后为目标，个体化、动态化地选择治疗方案组合。

第四节　精准医疗对于预后控制医学的意义

医学的发展过程实际上是一个随着诊疗技术和生物技术发展而逐渐精准的过程。随着对疾病发病机制的深入探索，基因组学、蛋白质组学及代谢组学新技术的进步，云计算、深度学习和大数据分析的发展，精准医疗真正实现了个体化的开始，在分子生物信息技术发展引领下，从分子水平对患者进行详细的分类和异质性特征描述，并通过分析不同的驱动基因来寻找治疗靶点进行准确治疗。精准医疗能够将分子生物学本质融入疾病的发生、发展和转归中，从而对不同分子分型的患者亚群实现精确的诊断。

精准治疗是预后控制医学框架体系中最重要的工具。首先，精准治疗在一定程度上弥补了干预者能力和经验的不均衡，结合人工智能和循证医学证据，帮助干预者快速、全面、准确地诊断病情，为临床决策提供精确的依据和支持。其次，精准治疗能够使干预者获得最佳干预手段、耐药信息和不良反应等信息，通过筛选出合适人群，再为每个患者提供个体化治疗，从而提高治疗的有效性，改善现有过于笼统的治疗方式的缺陷，并能够进一步分析耐药和复发机制，预测疗效和判断预后；精准治疗还能够从疾病的发生、发展和诊疗机制入手，选择干预风险更小、患者获益更大的干预手段，从而有效地对疾病风险进行控制。除此以外，精准治疗还能够对治疗过程中患者的多组学反应和免疫微环境进行监测，有利于干预手段的调整和组合的选择。总之，预后控制医学下的精准医疗是以患者的预后为目标，强调化疗、靶向和免疫等多种干预手段的融合及最佳干预时机的把握，通过对疾病风险的预先评估和控制，实现治疗效果最大化和不良反应最小化的目标。

精准医疗的应用也给社会经济带来了新的变化。一方面，精准医疗能够提高治疗的针对性，减少不必要的检查和盲目性治疗，降低治疗带来的不良反应，从宏观上看可以减少医疗资源浪费，促进医疗资源的合理配置；另一方面，在精准医疗理念的促进下，临床医疗将和生物信息、大数据分析、基因检测、药物靶点设计等新兴技术和产业交叉合作、互相融合、互相促进，力求克服传统诊疗模式的缺陷，促使医疗模式从粗放型向精准型转变，实现整体医疗水平的快速发展，为患者的生存获益带来质的飞跃。

参考文献

钱秀娟，吴穷 . 2014. 蛋白质组学技术进展及其在恶性肿瘤研究中的应用 [J] . 中华全科医学，12（9）：1478-1481.

Agata S，Agnieszka H，Jan M，et al. 2018. Understanding ovarian cancer：iTRAQ-based proteomics for biomarker discovery ［J］. Int J Mol Sci，19（8）：2240.

Arbour K C，Riely G J. 2019. Systemic therapy for locally advanced and metastatic non-small-cell lung cancer ［J］. JAMA，322（8）：764-774.

Assadipour Y，Zacharakis N，Crystal J S，et al. 2017. Characterization of an immunogenic mutation in a patient with metastatic triple-negative breast cancer ［J］. Clin Cancer Res，23（15）：4347-4353.

Baselga J. 2013. Bringing precision medicine to the clinic：from genomic profiling to the power of clinical observation ［J］. Ann Oncol，24（8）：1956-1957.

Brahmer J R，Rodríguez-Abreu D，Robinson A G，et al. 2017. Health-related quality-of-life results for pembrolizumab versus chemotherapy in advanced，PD-L1-positive NSCLC（KEYNOTE-024）：a multicentre，international，randomised，open-label phase 3 trial ［J］. Lancet Oncol，18（12）：1600-1609.

Burke M J，Lamba J K，Pounds S，et al. 2014. A therapeutic trial of decitabine and vorinostat in combination with chemotherapy for relapsed/refractory acute lymphoblastic leukemia ［J］. Am J Hematol，89（9）：889-895.

Carbone D P，Reck M，Paz-Ares L，et al. 2017. First-line nivolumab in stage IV or recurrent non-small-cell lung cancer ［J］. N Engl J Med，376（25）：2415-2426.

Chen R，Zinzani P L，Fanale M，et al. 2017. Phase II study of the efficacy and safety of pembrolizumab for relapsed/refractory classic hodgkin lymphoma ［J］. J Clin Oncol，35（19）：2125-2132.

Cintas C，Douché T，Therville N，et al. 2018. Signal-targeted therapies and resistance mechanisms in pancreatic cancer：future developments reside in proteomics ［J/OL］. Cancers（Basel），10（6）：E174.

Collins F S，Varmus H. 2015. A new initiative on precision medicine ［J］.
　　New England Journal of Medicine，372（9）：793-795.

Companies Scaling Back IDO1 Inhibitor Trials ［J］. Cancer Disco，2018，
　　8（7）：OF5.

Langer C J，Gadgeel S M，Borghaei H，et al. 2016. Carboplatin and
　　pemetrexed with or without pembrolizumab for advanced，non-squamous
　　non-small-cell lung cancer：a randomised，phase 2 cohort of the open-label
　　KEYNOTE-021 study ［J］. Lancet Oncol，17（11）：1497-1508.

Miao D，Margolis C A，Vokes N I，et al. 2018. Genomic correlates of
　　response to immune checkpoint blockade in microsatellite-stable solid
　　tumors ［J］. Nat Genet，50（9）：1271-1281.

Dikopf A，Wood K，Salgia R. 2015. A safety assessment of crizotinib in the
　　treatment of ALK-positive NSCLC patients ［J］. Expert Opin Drug Saf.
　　14（3）：485-493.

Davenport E E，Burnham K L，Radhakrishnan J，et al. 2016. Genomic
　　landscape of the individual host response and outcomes in sepsis：a
　　prospective cohort study ［J］. Lancet Respir Med，4（4）：259-271.

Finn R S，Qin S，Ikeda M，et al. 2020. Atezolizumab plus bevacizumab in
　　unresectable hepatocellular carcinoma ［J］. N Engl J Med，382（20）：
　　1894-1905.

Finn R S，Ryoo BY，Merle P，et al. 2020. Pembrolizumab as second-
　　line therapy in patients with advanced hepatocellular carcinoma in
　　KEYNOTE-240：a randomized，double-blind，phase III trial ［J］. J
　　Clin Oncol，38（3）：193-202.

Collins F S，Barker A D. 2007. Mapping the cancer genome. Pin-pointing the
　　genes involved in cancer will help chart a new course across the complex
　　landscape of human malignancies ［J］. Sci Am，296（3）：50-57.

Gao X，Wu Y，Yu W，et al. 2016. Identification of a seven-miRNA
　　signature as prognostic biomarker for lung squamous cell carcinoma ［J］.

Oncotarget, 7（49）：81670-81679.

Garassino M C，Gadgeel S，Esteban E. 2020. Patient-reported outcomes following pembrolizumab or placebo plus pemetrexed and platinum in patients with previously untreated，metastatic，non-squamous non-small-cell lung cancer （KEYNOTE-189）：a multicentre，double-blind，randomised，placebo-controlled，phase 3 trial [J]. Lancet Oncol，21（3）：387-397.

Garon E B，Rizvi N A，Hui R，et al. 2015. Pembrolizumab for the treatment of non-small-cell lung cancer [J]. N Engl J Med，372（21）：2018-2028.

Long G V，Waber J S，Larkin J，et al. 2017. Nivolumab for patients with advanced melanoma treated beyond progression analysis of 2 phase 3 clinical trials. JAMA Oncol，3（11）：1511-1519.

Grávalos C，Cassinello J，Fernández-Rañada I，et al. 2007. Role of tyrosine kinase inhibitors in the treatment of advanced colorectal cancer [J]. Clin Colorectal Cancer，6（10）：691-699.

Ho D W，Tsui Y M，Sze K M，et al. 2019. Single-cell transcriptomics reveals the landscape of intra-tumoral heterogeneity and stemness-related subpopulations in liver cancer [J]. Cancer Lett，459：176- 185.

Hu B，Yang X R，Xu Y，et al. 2014. Systemic immune-inflammation index predicts prognosis of patients after curative resection for hepatocellular carcinoma [J]. Clin Cancer Res，20（23）：6212-6222.

Liu Y，Liu H，Han B，et al，2006. Identification of 14-3-3sigma as a contributor to drug resistance in human breast cancer cells using functional proteomic analysis. Cancer Res，66（6）：3248-3255. DOI: 10.1158/0008-5472.CAN-05-3801.

Cruz I，Coley H，Kramer H，et al. 2017. Proteomics analysis of ovarian cancer cell lines and tissues reveals drug resistance- associated proteins [J/OL]. Cancer Genomics Proteomics，14（1）：35-51.

Jiang N，Qiao G，Wang X，et al. 2017. Dendritic cell/cytokine-induced killer cell immunotherapy combined with S-1 in patients with advanced pancreatic cancer: a prospective study ［J］. Clin Cancer Res，23（17）: 5066-5073.

Kang X N，Sun L，Guo K，et al. 2010. Serum protein biomarkers screening in HCC patients with liver cirrhosis by ICAT-LC-MS /MS ［J］. J Cancer Res Clin Oncol，136（8）: 1151-1159.

Khagi S，Saif M W. 2015. Pancreatic neuroendocrine tumors: targeting the molecular basis of disease ［J］. Curr Opin Oncol，27（1）: 38-43.

Khan N，Hantel A，Knoebel R W，et al. 2017. Efficacy of single-agent decitabine in relapsed and refractory acute myeloid leukemia ［J］. Leuk Lymphoma，58（9）: 1-7.

Kudo M，Finn R，Qin S K，et al. 2018. Lenvatinib versus sorafenib in first-line treatment of patients with unresectable hepatocellular carcinoma: a randomised phase 3 non-inferiority trial ［J］. Lancet，391（10126）: 1163-1173.

Le Large T Y S，El Hassouni B，Funel N，et al. 2019. Proteomic analysis of gemcitabine-resistant pancreatic cancer cells reveals that microtubule-associated protein 2 upregulation associates with taxane treatment ［J/OL］. Ther Adv Med Oncol，11: 1758835919841233.

Li M J，He Q，Li M，et al. 2016. Role of gefitinib in the targeted treatment of non-small-cell lung cancer in Chinese patients ［J］. Onco Targets Ther, 9: 1291-1302.

Liu H，Fu X，Ji W，et al. 2013. Human sulfatase-1 inhibits the migration and proliferation of SMMC-7721 hepatocellular carcinoma cells by downregulating the growth factor signaling ［J］. Hepatol R es，43（5）: 516-525.

McNeel D G，Gardner T A，Higano C S，et al. 2014. A transient increase in eosinophils is associated with prolonged survival in men with metastatic castration-resistant prostate cancer who receive sipuleucel-T ［J］. Cancer

Immunol Res，2（10）：988-999.

Metabolomics-Based Biosignatures of Prostate Cancer in Patients Following Radiotherapy. Omics，2019 Apr，23（4）：214-223.

Durante M A，Rodriguez R A，Kurtenbach S，et al. 2020. Single-cell analysis reveals new evolutionary complexity in uveal melanoma ［J］. Nat Commun，11（1）：496.

Mirsaeidi M，Banoei M M，WINSTON B W，et al. 2015. Metabolo-mics：applications and promise in mycobacterial disease ［J/OL］. Ann Am Thorac Soc，12（9）：1278-1287.

Mok T S K，Wu Y L，Kudaba I，et al. 2019. Pembrolizumab versus chemotherapy for previously untreated，PD-L1-expressing，locally advanced or metastatic non-small-cell lung cancer （KEYNOTE-042）：a randomised，open-Label，controlled，phase 3 trial［J］. Lancet，393（10183）：1819-1830.

Motzer R J，Escudier B，McDermott D F，et al. 2015. Nivolumab versus everolimus in advanced renal-cell carcinoma［J］. N Engl J Med，373（19）：1803-1813.

Motzer R J，Tannir N M，McDermott D F，et al. 2018. Nivolumab plus ipilimumab versus sunitinib in advanced renal-cell carcinoma ［J］. N Engl J Med，378（14）：1277-1290.

Mu Y，Zhou C H，Chen S F，et al. 2016. Effectiveness and safety of chemotherapy combined with cytokine-induced killer cell /dendritic cell-cytokine-induced killer cell therapy for treatment of gastric cancer in China：A systematic review and meta-analysis［J］. Cytotherapy，18（9）：1162-1677.

National Research Council：Committee on a Framework for Developing a New Taxonomy of Disease. 2011. Toward precision medicine：Building a knowledge network for biomedical research and a new taxonomy of disease ［R］. Washington D C：National Academies Press.

Newman A M，Bratman S V，To J，et al. 2014. An ultrasensitive method for quantitating circulating tumor DNA with broad patient coverage［J］.Nat Med，20（5）：548-554.

Nie J，Liu L，Li X，et al. 2014. Decitabine，a new star in epigenetic therapy：the clinical application and biological mechanism in solid tumors. Cancer Lett，354（1）：12-20.

Ozsolak F，Milos PM. 2011. RNA sequencing：advances，challenges and opportunities［J］. Nat Rev Genet，12（2）：87-98.

Paz-Ares L，Luft A，Vicente D，et al. 2018. Pembrolizumab plus chemotherapy for squamous non-small-cell lung cancer［J］. N Engl J Med，379（21）：2040-2051.

Philippe Armand P，Engert A，Younes A，et al. 2018. Nivolumab for relapsed/refractory classic hodgkin lymphoma after failure of autologous hematopoietic cell transplantation：extended follow-up of the multicohort single-arm phase II CheckMate 205 trial［J］. J Clin Oncol，36（14）：1428-1439.

Plimack E R，Bellmunt J，Gupta S，et al. 2017. Safety and activity of pembrolizumab in patients with locally advanced or metastatic urothelial cancer（KEYNOTE-012）：a non-randomised，open-label，phase 1b study［J］. Lancet Oncol，18（2）：212-220.

Zhao P，Zhang W，Wang S J，et al. 2011. Hab18g/cd147 promotes cell motility by regulating annexin ii——activated rhoa and rac1 signaling pathways in hepatocellular carcinoma cells［J］. Hepatology，54（6）：2012-2024.

Qin S K，Ren Z G，Meng Z Q，et al. 2020. Camrelizumab in patients with previously treated advanced hepatocellular carcinoma：a multicentre，open-label，parallel-group，randomised，phase 2 trial［J］. The Lancet Oncology，21（4）：571-580.

Reardon S. 2015. Precision-medicine plan raises hopes[J]. Nature，517（7536）：

540.

Rifai N, Gillette M A, Cart S A. 2006. Protein biomarker discovery and validation: the long and uncertain path to clinical utility [J] .Nat Biotechnol, 24（8）: 971-983.

Shen S, Dean D C, Yu Z, et al. 2019. Role of cyclin-dependent kinases（CDKs） in hepatocellular carcinoma: therapeutic potential of targeting the CDK signaling pathway [J] . Hepatology Research, 49（10）. 1097-1108.

Socinski M A, Jotte R M, Cappuzzo F, et al. 2018. Atezolizumab for first-line treatment of metastatic nonsquamous NSCLC [J] . N Engl J Med, 378（24）: 2288-2301.

Sonpavde G, Di Lorenzo G, Higano C S, et al. 2012. The role of sipuleucel-T in therapy for castration-resistant prostate cancer: a critical analysis of the literature [J] . Eur Urol, 61（4）: 639-647.

Soria J C, Ohe Y, Vansteenkiste J, et al. 2018. Osimertinib in untreated EGFR-mutated advanced non-small-cell lung cancer [J] . N Engl J Med. 378（2）: 113-125.

Sun Y F, Guo W, Xu Y, et al. 2018. Circulating tumor cells from different vascular sites exhibit spatial heterogeneity in epithelial and mesenchymal composition and distinct clinical significance in hepatocellular carcinoma[J]. Clin Cancer Res, 24（3）: 547-559.

Sun Y F, Xu Y, Yang X R, et al. 2013. Circulating stem cell-like epithelial cell adhesion molecule-positive tumor cells indicate poor prognosis of hepatocellular carcinoma after curative resection [J] . Hepatology, 57（4）: 1458-1468.

Wang L, Li Y, Xu J, et al. 2018. Quantified postsurgical small cell size CTCs and EpCAM（+）circulating tumor stem cells with cytogenetic abnormalities in hepatocellular carcinoma patients determine cancer relapse [J] . Cancer Lett, 412: 99-107.

Weber J, Mandala M, Vecchio M D, et al. 2017. Adjuvant nivolumab versus ipilimumab in resected stage III or IV melanoma ［J］. N Engl J Med，377（19）：1824-1835.

Wedge D C，Gundem G，Mitchell T，et al. 2018. Sequencing of prostate cancers identifies new cancer genes，routes of progression and drug targets ［J］. Nat Genet，50（5）：682-692.

Wen L，Li J，Guo H，et al. 2015. Genome-scale detection of hypermethylated CpG islands in circulating cell-free DNA of hepatocellular carcinoma patients ［J］. Cell Res，25（11）：1250-1264.

Wu R，Forget M A，Chacon J，et al. 2012. Adoptive T-cell therapy using autologous tumor-infiltrating lymphocytes for metastatic melanoma：current status and future outlook ［J］. Cancer J，18（2）：160-175.

Xie J，Merrett J E，Jensen K B，et al. 2019. The MAP Kinase-Interacting Kinases （MNKs） as Targets in Oncology ［J］. Expert Opin Ther Targets，23（3）：187-199.

Xie Y，Zhu S，Zhong M，et al. 2017. Inhibition of aurora kinase a induces necroptosis in pancreatic carcinoma ［J］. Gastroenterology，153（5）：1429-1443.

Xu C，Ooi W F，Qamra A，et al. 2020. HNF_{4a} pathway mapping identifies wild-type IDH1 as a targetable metabolic node in gastric cancer ［J］. Gut，69（2）：231-242.

Xu R H，Wei W，Krawczyk M，et al. 2017. Circulating tumor DNA methylation markers for diagnosis and prognosis of hepatocellular carcinoma ［J］. Nat Mater，16（11）：1155-1161.

Yang Y，Li C，Nie X，et al. 2007. Metabonomic studies of human hepatocellular carcinoma using high-resolution magic-angle spinning 1H NMR spectroscopy in conjuction with multivariate data analysis. J Proteome Res，6（7）：2605-2614.

Yu C，Yu J，Yao X，et al. 2014. Discovery of biclonal origin and a novel oncogene SLC12A5 in colon cancer by single-cell sequencing ［J］. Cell

Res，24（6）：701-712.

Yu J，Wu X，Yan J，et al. 2018. Anti-GD2/4-1BB chimeric antigen receptor T cell therapy for the treatment of Chinese melanoma patients［J］. J Hematol Oncol，11（1）：1.

Zacharakis N，Chinnasamy H，Black M，et al. 2018. Immune recognition of somatic mutations leading to complete durable regression in metastatic breast cancer［J］. Nat Med，24（6）：724-730.

Zhang R H，Ou M L，Zhang Y，et al. 2019. Comparative proteomic analysis of human serum before and after liver transplantation using quantitative proteomics［J/OL］. Oncotarget，10（26）：2508-2514［2019-10-22］. https：//www. ncbi. nlm. nih. gov/pmc/articles/ PMC6493459/. DOI：10.18632/oncotarget.26761.

Zhao Y，Qiao G，Wang X，et al. 2019. Combination of DC/CIK adoptive T cell immunotherapy with chemotherapy in advanced non-small-cell lung cancer（NSCLC）patients：a prospective patients' preference-based study（PPPS）［J］. Clin Transl Oncol，21（6）：721-728.

Zhou J，Yu L，Gao X，et al. 2011. Plasma microRNA panel to diagnose hepatitis B virus- related hepatocellular carcinoma［J］. J Clin Oncol，29（36）：4781-4788.

Zhu A X，Finn R S，Edeline J，et al. 2018. Pembrolizumab in patients with advanced hepatocellular carcinoma previously treated with sorafenib（KEYNOTE-224）：a non-randomised，open-label phase 2 trial［J］. Lancet Oncol，19（7）：940-952.

第 7 章

肿瘤的多元饱和治疗

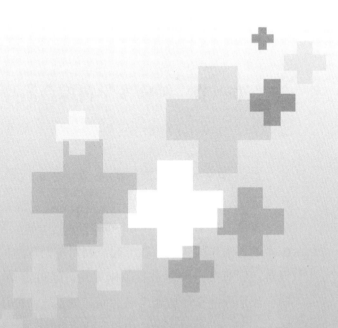

近年来，随着基因测序的兴起，越来越多的靶向和免疫治疗被应用于临床，肿瘤治疗进入了全新的靶向和免疫治疗时代。这些新兴的治疗手段和传统的放、化疗一起，形成了全新的肿瘤综合治疗体系。对于患者来说，原来不能手术的患者通过转化、降期有可能获得手术机会，能够提高他们的生活质量，延长生存时间，给晚期肿瘤患者的治疗带来了新的希望。对于医师来说，不管是内科医师还是外科医师，如何选择这些治疗手段，这些手段应用的时间和周期应该如何，如何合理组合才能充分发挥各自的治疗效果，实现患者获益最大化，这些是每个医师都需要面临的问题。

第一节　肿瘤多学科综合治疗模式

一、多学科综合治疗的定义

多学科综合治疗（multi-disciplinary team，MDT）是将临床多学科工作团队结合在一起，利用不同专科的知识、技术、设备，针对某一疾病进行临床讨论，通过定期、定人、定址的会议形式，有计划地为患者制订规范化、个体化治疗方案。MDT 团队不仅包括了肿瘤内科、肿瘤外科、放疗科、介入科等治疗科室，还包括了放射科、超声科、麻醉科、营养科、心理科、护理等多个领域的专家，各学科从诊断到治疗，从心理健康到综合护理，全方位地参与到肿瘤患者的诊疗中。

MDT 治疗模式通过汇集各学科的发展前沿，结合患者的个体化特征，理论上能够制订出更科学、更合理的诊疗决策；而且 MDT 会议是定期召开，能够通过治疗效果的评估来适时调整方案。在欧美国家，近 65% 的医疗机构开展了肿瘤 MDT，多个癌症诊治指南均建议，所有确诊肿瘤的患者在接受治疗前必须经过相关的 MDT 会诊。

二、多学科综合治疗在我国开展的局限性

尽管 MDT 模式在设计之初的设想是美好的，制度是完备的，但在我国推行时仍然遇到了重重困难，具体实施时举步维艰，其原因主要在于以下几方面。

（一）医疗体制局限

当前我国医学教育模式是专科化的培养模式，各专科越分越细，越来越精，这在一定程度上促进了各专业的快速发展，然而，专科化体系容易带来各专业间的壁垒，导致治疗过程中各自为政，治疗手段单一、固化。这种医疗体制的局限性使得各学科间不熟悉、不了解，很难形成真正的学术交流，无法做到以患者利益为中心的相互合作。

（二）医疗资源缺乏

在当前时期，我国医疗人才还存在相当大的缺口，医疗资源难以满足基本的医疗需要，而且我国各级医院诊疗水平差异较大，即使在同一家医院内部各专科之间的发展也不均衡，导致难以大范围地开展 MDT 治疗。即使是在水平顶尖医院，由于有限的医疗资源和庞大的患者基数，MDT 模式也只能针对最疑难、最危重的患者，无法针对大多数患者进行定期、定人、定址的诊疗。

（三）监管机制不完善

尽管我国在恶性肿瘤治疗上已经广泛推荐 MDT 诊疗模式，但由于具体流程和标准并未明确，评估和监管体系缺失，多数医院的 MDT 诊疗缺乏监管、质量不高、流于形式，逐渐发展成为简单的院内会诊和松散的科间会诊，无法实现各专业高水平的共同决策，全面推行规范的 MDT 综合诊疗依旧任重而道远。

第二节　多元饱和治疗模式

肿瘤的治疗其实起源于外科。19 世纪初，美国外科医师实施了第一例卵巢肿瘤切除术，掀开了肿瘤外科的序幕，当时肿瘤的治疗主要是看能否通过外科切除。时至今日，很多实体瘤

能否根治依然取决于能否行手术治疗，但随着肿瘤发生、发展
分子机制的揭示，基因测序、靶向药物等精准医疗技术的应用，
肿瘤疫苗、免疫检查点抑制剂等免疫治疗的兴起，肿瘤的治疗
进入了个体化、综合化治疗时代。

　　早在 20 世纪 90 年代，美国就率先提出了多学科综合治疗
（MDT）的理念，目的是充分发挥各专业的优势来解决肿瘤治
疗的难题。目前，仅依靠固定、固化的多学科会诊的医疗模式
已经无法满足患者日益增长的治疗需求。鉴于上述情况，提出
了多元饱和治疗的理念，使临床诊疗能够与大数据和人工智能
时代相融合、与迅速发展的医学技术相统一，以实现患者预后
最优的治疗目标。

一、多元饱和治疗的定义

　　多元饱和治疗是指利用大数据和人工智能等信息技术，根
据不同肿瘤发生、发展时期的特点，选择多元化的治疗方法，
并进行有机组合，以充分发挥每种治疗方法的最大作用，最终
实现患者的最优预后。

　　多元饱和治疗理念并非与 MDT 模式相对立，而是 MDT
的拓展和补充。在传统 MDT 诊疗模式中，各专科医师只提供
本专业的意见和诊疗方法，因而需要多学科医师的共同参与，
最终的方案选择取决于多学科的集体讨论和主持人的综合判断，
该模式的顺利实施需要各专科医师在各自领域内拥有丰富的经

验，讨论模式能够定期、定人地有序开展，以及医疗资源的深厚积累。多元饱和治疗提倡干预者需要了解和熟悉多个学科的专业知识和治疗方法，而并非依赖多个学科的专家共同参与，要求在治疗过程中干预者能够以患者的最优预后为目标，合理选择治疗手段及先后组合，在实施过程中能够掌握好治疗的周期，以充分发挥各治疗手段的作用。多元饱和治疗理念对专科医师提出了更高要求，需要专科医师在掌握本学科前沿知识的同时，能够横向积累多个专业的知识，了解该病种诊治相关专业的前沿进展，能够将预后控制外科的理论运用到肿瘤治疗中，通过干预者、干预手段和干预时机的合理配置，合理、综合、充分地发挥各学科多种治疗手段的作用，使患者能够获得最优的预后。

二、多元饱和治疗的特点

（一）多元化

多元饱和治疗的首要条件是治疗方法的多元化。在以往的肿瘤治疗中，通常会根据肿瘤的发展时期将肿瘤简单地分为可切除和不可切除的肿瘤，可切除的接受外科治疗，不可切除的接受化、放疗等内科治疗。在传统治疗方法中，每种疾病往往存在一种占据主导位置的治疗方式，而且治疗方式的选择具有很强的主观性，往往决定于患者首诊时就诊于哪个科室，或者后续多学科讨论过程中的哪个学科更为强势。在这种治疗模式下，患者很难获得规范、有效的治疗，更难获得最优的治疗效果。

随着当前微创外科技术的进步及靶向、免疫治疗的发展，以及立体定向放射治疗精准程度的提高，肿瘤的治疗呈现出多点开花、百家争鸣的局面，具体到某种疾病的治疗上可能有多种方案可供选择，治疗的多元化是医学发展的必然结果。以可切除的胰腺癌为例，传统的治疗方法都是以外科切除为首选，然而在临床中常发现，接受过根治性切除术的患者在术后几个月内就会出现肝转移，由此提示对于高危、复发的胰腺癌患者，即使肿瘤是可切除的，也可能存在潜在的微转移病灶，需要先进行术前新辅助治疗。因此，对于即使是肿瘤可切除的患者，外科医师在接诊时也不应排斥放、化疗，甚至进行靶向、免疫治疗的可能性，应该以患者预后为导向，综合选择多元化治疗方式。在多元饱和治疗理念指导下的肿瘤治疗，医师应该具备多学科的专业知识，并且具有全面统筹的临床思维，在高速发展的医学技术和信息手段的帮助下，内、外科的概念应该模糊化，应该打破传统学科间的壁垒，通过这种开阔、包容的多元化治疗理念，避免单一、固化的治疗方式，为提高治疗效果、改善患者预后提供更多的可能性。

（二）饱和化

所谓的饱和，是指治疗剂量的足量、治疗疗程的足程、切除范围的足围。在确保患者有良好的耐受性、安全性的前提下，对于药物剂量、放疗剂量、治疗周期，甚至手术切除范围，所有可以具体化、量化的内容都应用到饱和化的状态，以充分发挥每种治疗方法的作用，从而使患者获得最佳的治疗效果。剂量饱和化的实现常伴随着安全性风险的提高，维持剂量饱和化和安全性之间的平衡是必须考虑的问题。以胰腺癌新辅助治疗为例，新辅助治疗药物用多大剂量、术前要做多少个疗程、新辅助治疗和手术之间需要间隔多长时间、手术切除范围需要多大，这些都属于剂量饱和化的范畴。因为担心患者治疗的不良反应而一味减少治疗剂量、缩减疗程、缩小手术切除和淋巴结清扫的范围，不仅达不到新辅助治疗使肿瘤降期的目的，相反地会因为治疗对患者身体功能和自身免疫的损伤而引起肿瘤的快速进展和扩散；反之，术前治疗时间过长，也会由于术前治疗的不良反应而降低患者后续治疗的耐受性。

（三）系统化

多元饱和治疗并非各种治疗手段的简单叠加，而是根据肿瘤的类型特征、发展阶段、患者体能状况等个体化情况，合理选择各种治疗手段之间的实施顺序和组合方式，从而达到"1+1 ＞ 2"的治疗效果。但是，如何跨越不同学科间的壁垒，有机地综合利用各种治疗方式，仍是当前存在的问题，也是提出多元饱和治疗的初衷。临床医师需要培养一专多能的专业素养，除了在本专业能够深耕之外，还需要对相关专业治疗的前沿有所涉猎，了解各种治疗手段的基本原理和联合治疗原则，这样才能真正地以患者的生存获益为目标，合理地将多元化治疗方式进行有机组合。有机化的治疗组合既需要根据循证医学证据，客观地选择合适的治疗方法和先后顺序，也需要根据每个患者的具体情况和肿瘤特征，制订个体化治疗方案。

（四）个体化

当前疾病的诊疗方法大多推荐按照指南或者专家共识进行实施。指南和专家共识的制定归纳了高证据等级循证医学证据，汇集了国际上高水平临床研究的结果，凝聚了国内外顶尖专家的经验，是疾病诊疗的规范和依据。然而，患者的基础情况和耐受性总是千差万别的，治疗过程中疾病的发展、转归过程也是瞬息万变的，在临床实践中很难完全按照指南或共识去实施，这就需要具有个体化治疗理念，提倡在饱和治疗基础上以患者的预后为根本目标，因地制宜，实现动态、优化的剂量及疗程和方案的选择。

（五）智能化

基于医疗信息大数据的人工智能技术能够为诊疗决策提供更加便捷、优化的途径。当前在疾病诊疗过程中人工智能的应用主要集中在以下两点：①通过人工智能分析数据、图像、音频及视频等多种医学影像资料，准确提取和分析病情特征，从而更快、更准确地对疾病进行诊断；②通过人工智能快速阅读海量病例数据和医学文献，从大量碎片化数据中快速提取关键信息，通过分析、推理、归纳、总结，对临床决策进行智能辅助。在传统诊疗过程中，医师需要阅读大量文献、紧跟学科前沿、长期不懈的训练和临床经验的积累，而人工智能通过学习海量的医学数据和专业知识，有可能在短时间内提供多元化、个体化的方案组合，如果将来能实现专家赋能，则能够极大提高医师对相关专业领域的认知水平和综合诊疗能力，从而改善各级医疗机构诊疗水平不均衡的差异，为多元饱和治疗的实现提供可能。

三、意义

多元饱和治疗汇集了各学科发展的最新成果，能够突破学科间的固有框架，将各相关学科的发展前沿与患者疾病的具体情况有机结合，缩短了医疗成果向临床实践转化的时间，将单一、局限的专科化治疗，转化为多元、融合的综合化治疗，更加符合当前的医学发展方向。

当今以疾病为中心的传统医学模式已向以人为本的人文医学模式转变。多元饱和治疗的核心理念也强调了每个医师在诊疗过程中都要以患者为中心，努力提高自身业务水平，充分掌握、运用各学科先进的诊疗手段，避免单学科诊疗时的局限性，为患者制订规范化、个体化、综合化治疗方案，实现多种医疗资源的优化配置。

多元饱和治疗理念在一定程度上能够弥补 MDT 模式在我

国发展的缺陷。以患者最优预后为导向的多元饱和治疗，无须制度上的监管，也不再受定期、定人、定址的限制，医师能够依据患者的病情变化，适时做出诊疗方案的调整，尤其在面对瞬息万变的急重症患者时能够做出更加及时、合理的治疗选择。在多元饱和治疗理念指导下，专科医师通过加深对相关专业最新进展的了解，形成具有整体观和大局观的临床思维，通过理论和实践的紧密结合和多学科的相互融合，从而提高整体医疗水平，实现患者的最优预后。

第三节　典型病例

一、病例 1

患者，女性，68 岁。因间断上腹部不适 20 天入院。查体：体温 36.8 ℃，脉搏 78 次 / 分，呼吸 18 次 / 分，血压 118/75mmHg。神志清楚，查体合作，发育正常，正常体位，营养状态可，皮肤、巩膜无黄染。腹部平坦，肝、脾肋下未触及，未扪及肿块，右上腹轻度压痛，余腹无压痛及反跳痛明显，肠鸣音正常，移动性浊音阴性。血、尿、便常规均正常，血生化示总胆红素 15μmol/L，直接胆红素 10μmol/L，谷丙转氨酶 35U/L，谷草转氨酶 45U/L，血清白蛋白 38g/L，碱性磷酸酶

35U/L，γ- 谷氨酰基转移酶 32U/L。HBsAg（+）、HBsAb（-）、HBeAg（-）、HBeAb（+）、HBcAb（+）。AFP 23 859μg/L，CEA 1.09μg/L，糖类抗原 19-9（CA19-9）25.16U/ml，糖类抗原 125（CA 125）33.5U/ml。腹部增强 MRI 提示肝右后叶巨块型肿瘤，T2 期呈高信号，动脉期不均匀强化，门静脉期迅速退出，右侧门静脉可见癌栓。考虑：右肝巨块型肝癌伴门静脉癌栓。结合患者的症状、查体及辅助检查，诊断为右肝癌伴门静脉癌栓。根据 BCLC 指南，侵犯门静脉的肝癌属于 BCLC C 期的肿瘤，应该选择系统治疗。但是东西方对于门静脉癌栓的肝癌的治疗存在不同的观念，我国及日本专家认为肝癌侵犯门静脉的患者如果能积极手术仍能获得比系统治疗更好的获益。我国《原发性肝癌诊疗规范（2019 年版）》将有血管侵犯的肝癌归为Ⅲa 期的肝癌，对于这类肝癌可以选择的治疗方式有经导管动脉栓塞化疗（TACE）、系统治疗、手术治疗和放疗。由于患者的肿瘤局限在肝右后叶，门静脉癌栓主要位于门静脉右支，有手术治疗指征。于是在 2018 年 5 月 23 日我们给患者实施了机器人右半肝切除术。手术过程为：患者全身麻醉后呈小截石位，建立气腹，置入 5 个 trocar 孔后完成机器人手臂的装机。先解剖第一肝门，鞘内分离出肝右动脉及右侧门静脉，分别给予结扎、离断。第一肝门后预置阻断带。外周静脉注入吲哚菁绿后，在荧光模式下保留侧肝组织呈绿色，按照染色区域标记预切线。阻断第一肝门后，用超声刀延预切线切开肝实质，找到肝中静脉，循肝中静脉向第二肝门劈开肝实质。断面所遇管道均给予 hem-o-lock 夹夹闭后离断。肝右静脉用直线切割闭合器离断。手术共耗时 150 分钟，出血 100ml。患者术后恢复良好，术后第 6 天出院。术后病理回报：右半肝巨块型中低分化肝细胞癌伴坏死，大小为 8cm×7cm×4.5cm，癌组织侵及肝背膜，见脉管癌栓（多于 5 个病灶），肝断端未见癌，肝门静脉癌栓镜下为癌组织，周围肝组织呈肝硬化改变，局灶肝细胞脂肪变性。基因检测提示：PD-L1（＞5%）。术后 1 个月复查，AFP 3094.3μg/L。于 2018 年 7 月 5 日在局麻下行预防性 TACE 治疗，术中将肝左动脉、右膈下动脉分别造影并注入化疗药物。术后 3 天复查 AFP 467.2μg/L。TACE 后给予患者口服索拉非尼，每次 0.2g，每日 2 次。患者出现 2 级手足综合征，给予对症治疗后好转。2019 年 1 月复查 AFP 1800μg/L，肺部 MRI 提示肺转移，于是给予肺转移瘤伽马刀治疗，以及仑伐替尼联合信迪利单抗的综合治疗（仑伐替尼，每次 4mg，每日 2 次；信迪利单抗，每次 200mg，每 21 天给药 1 次）。患者出现严重的乏力和上消化道出血，将治疗剂量减量为仑伐替尼，每次 4mg，每日 1 次；信迪利单抗，每次 100mg，每 21 天给药 1 次。使用新方案后 4 个月患者的 AFP 降至 52.9μg/L，复查肺部 CT 提示肺转移瘤明显缩小，腹部 MRI 也未见腹部异常病灶。然而 2019 年 11 月复查发现 AFP 再次升高至 332.6μg/L，肺 CT 提示右肺出现新的转移瘤，给予更换方案为仑伐替尼，每次 4mg，每日 1 次，卡瑞利珠单抗 200mg。在更换新方案后 3 个月，AFP 明显下降至 10.6μg/L，肺 CT 显示右肺转移瘤明显缩小。2020 年

3月复查AFP为0.8μg/L,肺CT显示右肺转移瘤消失。直至2020年7月成书时患者仍维持在无瘤状态。

这个病例在一定程度上体现了多元饱和治疗的理念。①患者初诊时由于已经有门静脉侵犯属于相对晚期的肝癌,若在西方国家可能直接给予系统治疗,但在亚洲学者的努力下,证实了即使是有门静脉癌栓的肝癌,如果积极地行手术治疗,患者也能有较好的生存获益。根据高等级的循证医学证据及指南的指导,从患者能获得最佳的预后和结局出发,我们选择了为患者实施机器人微创手术治疗。选择微创手术也是为了尽可能地减少患者创伤,促进患者的早期恢复。②考虑到患者有门静脉癌栓及微血管癌栓,属于高危复发人群,尽管东西方的指南上均未提出高危复发人群的治疗建议,但根据治疗经验及晚期肝癌的一线治疗指南,我们为患者实施了预防性的TACE和索拉非尼治疗,治疗的效果也非常显著,患者的AFP出现了明显下降。③患者随后出现了AFP的快速升高和肺转移瘤。考虑到索拉非尼可能已经耐药,我们选择了局部治疗联合系统治疗的方案。一方面通过放疗局部控制肺转移瘤,另一方面通过靶向联合免疫治疗的方案对可能的潜在转移灶进行控制。为什么要选择靶向联合免疫治疗的方案呢?主要是因为靶向联合免疫治疗的方案在晚期肝癌一线治疗中已经取得了明显的治疗效果,能够提高患者的生存获益。在具体厂家和剂量的选择上我们也是综合考虑到了患者的具体经济情况和身体的耐受性。④6个月后患者再次出现右肺转移瘤及AFP的升高,其实指南中并无类似病例的指导意见，我们根据最新文献中 PD-1 抗体在治疗肺癌中出现的再挑战的情况，也就是当一种 PD-1 抗体耐药后，通过局部治疗或等待一段时间，再次使用同种或其他 PD-1 抗体后，患者仍可能获得疾病控制或缓解，于是为患者更换了另一种 PD-1 抗体治疗，治疗后患者的肺部转移瘤迅速得到控制并完全缓解，直至现在仍然保持完全缓解的状态。

　　本病例在整个治疗中，首先运用了手术、介入、放疗、靶向和免疫等多种治疗方法，这些方法和组合方式完全是根据患者病情的发展、身体耐受情况、经济情况来进行选择的，干预时机也是根据治疗、复查的结果、治疗的反应实时调整的。本例病例的成功即体现了干预者对各种肝细胞癌治疗方法的熟悉和理解，干预者除了具有高超的手术技能以外，还具备了一专多能的专业素养。其次每种治疗手段的应用都尽量实现了饱和化，既有手术切除范围的饱和，又有介入、放疗及靶向、免疫治疗剂量的饱和，当然这种饱和一定要以患者的承受能力为基础，才能取得满意的治疗效果。在多元饱和治疗基础上，本例病例通过对预后控制医学干预者、干预手段和干预时机的合理配置，将疾病风险和治疗风险进行了充分的平衡，最终实现了患者的生存获益。

二、病例 2

　　患者，男性，50 岁。主因上腹部疼痛 3 周入院。查体：体温 36.3 ℃，脉搏 76 次 / 分，呼吸 17 次 / 分，血压 145/75mmHg。神志清楚，查体合作，发育正常，正常体位，营养状态可，皮肤、巩膜无黄染。腹部膨隆，肝、脾肋下未触及，未扪及肿块，全腹无压痛及反跳痛明显，肠鸣音正常，移动性浊音阴性。血、尿、便常规均正常，血生化示总胆红素 11.5μmol/L，直接胆红素 7μmol/L，谷丙转氨酶 455U/L，谷草转氨酶 40U/L，血清白蛋白 39g/L，碱性磷酸酶 38U/L，γ- 谷氨酰基转移酶 30U/L。HBsAg（+）、HBsAb（-）、HBeAg（-）、HBeAb（+）、HBcAb（+）。AFP 10.5μg/L，CEA 10.14Ug/L，CA19-9 25.16U/ml，CA 125 33.5U/ml。患者既往有 10 年的乙型肝炎病史，未行抗病毒药治疗。增强 MRI 显示肝左外叶肿块，大小约 11 cm×9 cm，向外肿胀并侵犯膈肌。根据患者影像学特征诊断患者为肝内胆管细胞癌，分期为Ⅲ b。患者于 2016 年 2 月 16 日进行了开腹左半肝扩大切除术、肝门淋巴结清扫术、膈肌部分切除术。由于肿瘤侵犯膈肌，术中使用单剂量 12 Gy 的 9 mV 光子束对肝切缘进行放疗，用来消除肝创面可能残留的肿瘤细胞。术后病理回报为左肝巨块型肝内胆管细胞癌，免疫组化示细胞角蛋白 18（CK18）为阳性，而 Arg-1、hepatocyte、glypican-3（GPC-3）和 CK7 为阴性。PD-L1 < 5%，浸润 CD8$^+$T 细胞比例为 10%。术后 11 个月，增强 MRI 显示肝左叶边缘病变为 4cm×1.5cm，肝门增大（1.6cm×1.5cm）和腹膜后淋巴结（5.2cm×3cm 和 2.8cm×2.6cm）。PET-CT 扫描还发现这些部位的代谢异常。此

时，将手术后切除的组织进行全外显子测序（WES），并通过生物信息学方法检测发现有单核苷酸变异（SNV）、插入缺失及TMB、拷贝数变异（CNV），以及 MSI 状态和 dMMR 的存在。结果显示，TMB 为 2.95 突变 / Mb，并且在整个基因组中总共检测到 25 个非同义突变（NSM），包括 12 个插入缺失和 13 个SNV。该患者仅在 FGF4 中具有一个临床上可操作的突变，该突变被放大可显示 3.64 的拷贝数。在 MLH1、MSH2、MSH6和 nPMS2 中未检测到 SNV，提示为 pMMR，MSI 为 0.01％。2017 年 2 月我们对左肝叶病变和腹膜后左淋巴结分别进行了射波刀（52 Gy / 4 F）持续治疗 4 天。放疗后第 9 天给予患者替加氟联合 Pembrolizumab 的治疗，其中替加氟，每次 40mg，每天2 次，每 21 天给药 1 次；pembrolizumab，每次 150mg，每 21天给药 1 次。3 个疗程后患者由于血小板减少和白细胞减少停止了替加氟治疗。在治疗 4 个月后复查，2017 年 6 月腹部增强MRI 显示肝切缘的大部分病灶及腹膜后淋巴结的所有病变均消失了。2017 年 9 月患者所有复发的病灶均完全缓解。直至 2019年 1 月，患者均处于肿瘤完全缓解的状态。

本例病例也是一个侵犯肝外组织的肿瘤，处于Ⅲ b 期。由于患者肿瘤负荷巨大，且对周围器官产生了压迫，为了缓解患者的症状，我们给予了患者手术治疗，术中除了保证充分的切除范围外，为了保证阴性切缘还对肝创面进行了术中放疗。通过上述治疗患者达到了 11 个月的无瘤生存期，11 个月后患者肝切缘和腹膜后淋巴结复发。我们通过全外显子测序的方法对患者进行了基因测序，从发病机制中发现了 FGF4 突变。根据生物信息学检测的结果，给予患者化疗联合免疫治疗的方法，但由于患者的不耐受及时停止了化疗。在联合治疗下患者 4 个月就出现了部分缓解，7 个月患者病灶完全缓解。由于免疫治疗的拖尾效应，患者治疗的有效率维持时间很长，患者维持了接近 3 年的无瘤生存期。

本例患者也是接受了手术、放疗、化疗和免疫治疗的多元化治疗，治疗方式也是依据了基因测序的结果，并以患者生存获益为目标来进行选择和有机组合的。临床医师在治疗中不能过度强调某一种治疗的作用，还需要了解每种治疗的原理和优、缺点，兼容并包，充分利用每一种治疗的优势，形成优势互补，以患者能否从治疗中获益为准则，而不是一味地拘泥于治疗指南。在手术过程中，术者不仅完成了左半肝切除、膈肌切除和肝门淋巴结清扫术，还根据肿瘤侵犯和复发的特点进行了局部的放疗，这种联合的治疗方法使患者获得了 11 个月的术后无瘤生存期，这对于相对比较晚期的肝内胆管癌患者来说已经非常理想了。在复发后患者的免疫治疗也坚持了 1 年时间，并获得了接近 3 年的无瘤生存期，这些可能都是得益于治疗方面的多元、足量和足程。

三、病例 3

患者，男性，66 岁。因梗阻性黄疸 1 周入院。查体：体温

36.8℃，呼吸 18 次 / 分，脉搏 75 次 / 分，血压 125/68mmHg。
神志清楚，查体合作，发育正常，正常体位，营养状态可，皮
肤、巩膜无黄染。腹部平坦，肝、脾肋下未触及，未扪及肿块，
中上腹轻度压痛，余腹无压痛及反跳痛明显，肠鸣音正常，移
动性浊音阴性。血、尿、便常规均正常，血生化示总胆红素
115μmol/L，直接胆红素 90μmol/L，谷丙转氨酶 75U/L，谷草
转氨酶 62U/L，血清白蛋白 36g/L，碱性磷酸酶 136U/L，γ- 谷
氨酰基转移酶 110U/L。CA19-9 11.49U/ml，CA125 14.24U/ml，
CEA 15.8μg/L。腹部增强 MRI 提示胰头部有少血供肿块，大小
约 45mm×30mm，病变侵犯肝门静脉与脾静脉起始部，考虑
胰腺癌。PET-CT 提示胰头部有高代谢病灶 30mm×24mm，最
大标准摄取值（SUV_{max}）为 7.9，考虑为胰头癌、胰体尾炎性
改变、肝内外胆管扩张。在 B 超引导下行胰腺肿瘤穿刺活检，
病理提示：穿刺纤维组织内见低分化上皮样恶性肿瘤，考虑为
低分化腺癌。结合患者的症状、查体及辅助检查，诊断为胰头
癌。根据美国国立综合癌症网络（NCCN）指南，患者肿瘤侵
犯门静脉超过 180°，但可以进行门静脉切除重建，属于交界
可切除的胰腺癌（$T_3N_0M_0$）。对于具有高危因素的交界可切除
胰腺癌，指南推荐先行新辅助治疗。于是在 2019 年 11 月 29 日
起给予新辅助治疗共 3 个周期，方案为吉西他滨 1600mg，白
蛋白紫杉醇 200mg，D1、D8；PD-1 200mg D21。在治疗过程
中患者耐受性良好，出现了Ⅱ度白细胞减少，Ⅰ度转氨酶升
高，给予对症治疗后均好转。在 3 个疗程的新辅助治疗后，患

者复查增强 MRI 示胰腺未见明显异常信号。从影像学上看患者肿瘤出现了晚期缓解。PET-CT 提示胰头部病变体积较前明显减小，高代谢病灶消失。大小从治疗前的 3.0cm×2.4cm 缩小至 1.0cm×0.8cm。SUV_{max} 从 7.9 降至 0。介于新辅助治疗的良好效果，2020 年 3 月 4 日我们给患者行机器人胰十二指肠切除术。手术过程如下：患者全麻后呈小截石位，建立气腹，置入 5 个 trocar 孔后完成机器人手臂的装机。先打开胃结肠韧带，解剖胰腺下缘找到肠系膜上静脉，并离断胃网膜右静脉和副右结肠静脉。充分游离结肠肝区，做 Kocher 切口，充分游离胰头后方，直至肠系膜上动脉和腹腔干，清扫腹膜后第 16 组淋巴结。游离空肠起始段，距十二指肠悬韧带 10cm 处离断空肠，将近端空肠自右侧拉出后向左上方翻起。采用钩突先行法，仔细游离钩突与肠系膜上静脉和肠系膜上动脉之间的血管并离断，将钩突充分离断。离断远端胃，在肠系膜上静脉前方离断胰腺颈部。自腹腔干充分解剖并游离肝总动脉、门静脉及胆管并悬吊，离断胃十二指肠动脉，整块清扫肝门部第 8、12a、12b、12p 组淋巴结，在肝门部离断胆总管，切除胆囊，将标本完整切除并装至取物袋中。将空肠远端拉至右上腹，在胰管内置入支撑管并缝合固定，将胰腺断端用两针"八"字缝合加固。空肠和胰腺断端之间用 4-0 的 Prolene 缝合线行单层连续缝合。支撑管之间置入空肠内，未行黏膜对黏膜吻合。距胰肠吻合口 10cm 处行连续胆肠吻合，距胆肠吻合口 50cm 处经横结肠中动脉左侧的横结肠系膜无血管区（L 孔）行结肠后的胃肠吻合。

手术顺利，共耗时 160 分钟，出血约 100ml。术后给予抗感染、保肝、抑酸、抑酶治疗，术后恢复良好，于第 12 天出院。术后病理回报为胰腺头部腺泡明显萎缩，代之以纤维组织增生伴慢性炎症细胞浸润，局部玻璃样变性，黏液样变的纤维组织中见散在浸润的低分化腺癌伴细胞退行性变性，符合肿瘤治疗后的改变；胃切缘、十二指肠切缘、胆管切缘、胰腺断端未见癌；胰腺周围淋巴结未见转移。符合主要病理学缓解的标准。术后 1 个月后患者继续接受化疗联合免疫治疗。患者目前为术后 3 个月，恢复良好，无肿瘤复发迹象。

　　胰腺癌是恶性程度最高的肿瘤之一，五年生存率不足 10%，在诊断胰腺癌时，超过 80% 的患者丧失了手术的机会，即使那些接受了手术的患者，五年生存率也仅为 20% 左右。近年来对于交界可切除胰腺癌的术前新辅助治疗有大量的回顾性和前瞻性研究，这些研究大多认为术前的新辅助治疗能够提高患者的术后无瘤生存期和总生存期，能够给患者带来良好的生存获益。鉴于此，NCCN 指南对于交界可切除的胰腺癌患者推荐新辅助治疗。①本例患者的肿瘤包绕门静脉，虽然从手术技巧上来说是可以直接切除的，但是一方面术中的门静脉切除重建会增加手术难度，增加术后出血的风险；另一方面侵犯血管的肿瘤术后早期复发或转移的概率较高，一旦复发则会影响到患者的生存期。为了使手术能给患者带来更好的获益，为了控制潜在的转移瘤，我们给患者实施了新辅助治疗。化疗方案的选择遵循了 NCCN 指南的推荐，并按照患者的体质和耐受能力选择了吉西他滨联合白蛋白紫杉醇的方案，这个方案虽然缩瘤的能力不如 FOLFIRIOX 方案，但患者的整体耐受性好。还联合了PD-1 治疗，尽管 PD-1 在胰腺癌治疗的有效性方面存在争议，但理论上来讲化疗能够促使胰腺癌肿瘤新生抗原的释放，有可能会提高 PD-1 的疗效。在之前的治疗经验中，也有部分患者能从化疗联合免疫治疗的方案中获益，因此在与患者家属沟通后，结合患者和家属的意见，实施了化疗联合免疫治疗的新辅助治疗。3 个疗程后患者肿瘤出现了完全缓解，SUV 值降至 0。②手术的实施我们采用了机器人胰十二指肠切除术，目的也是减少患者创伤，促进早期恢复，缩短术后接受辅助治疗的时间。手术中采用钩突先行、淋巴结整块清扫、单层连续的胰肠吻合和经 L 孔的胃肠吻合，这些新技术的实施能够实现复杂手术简单化，确保达到 R0 切除，减少了胰瘘等并发症的发生。术后的病理结果也证实了术前的新辅助治疗实现了病理学上的主要缓解。尽管术后至今时间尚短，但是新辅助治疗的成功及术中彻底的肿瘤切除术和淋巴结清扫术无疑能够提高患者的无瘤生存期和总生存期。

本例病例中采用的多种治疗方法有一些是遵循了指南的意见，有一些又超出了指南的范畴。因此，在恶性肿瘤的治疗上既需要遵循治疗原则，又不能墨守成规，只有结合专业领域的最新理念、技术，勇于突破和创新，才能不断地提高治疗效果，促进指南的更新和完善。相信在预后控制医学和多元饱和理念的指导下，恶性肿瘤的疗效一定能够不断提高，最终实现患者获得最大收益和实现最佳结局的目标。

参考文献

兰国辉, 李伟, 周红进. 2018. 饱和攻击下反舰导弹制导特点与惯导需求[J].
　　飞航导弹，（8）：91-93.

刘荣, 刘渠, 王斐, 等, 2019. 预后控制外科：从理论到实践［J］. 科学通报，
　　64（11）：1137-1148.

刘荣, 刘渠, 王子政. 2020. 恶性肿瘤多元饱和治疗理念的探索. 中华腔镜
　　外科杂志（电子版），13（3）129-131.

刘荣. 2018. 智能医学时代医师的转型［J］. 腹腔镜外科杂志, 23（01）：1-3.

刘荣. 2018. 走进智能医学新时代［J］. 中华腔镜外科杂志（电子版），11
　　（2）：65-67.

刘荣, 沈晓菲, 刘渠. 2020. 结直肠癌肝转移的多元饱和治疗 [J]. 中华腔镜
　　外科杂志（电子版），13（5）：257-259.

Macedo F I，Ryon E，Maithel S K，et al. 2019. Survival outcomes associated
　　with clinical and pathological response following neoadjuvant FOLFIRINOX
　　or gemcitabine/nab-paclitaxel chemotherapy in resected pancreatic cancer，
　　270（3）：400-413.

Murphy J E，Wo J Y，Ryan D P，et al. 2019. Total neoadjuvant therapy with
　　FOLFIRINOX in combination with losartan followed by chemoradiotherapy
　　for locally advanced pancreatic cancer：a phase 2 clinical trial，5（7）：
　　1020-1027.

Jang J Y，Hao H，Lee H，et al. 2018. Oncological benefits of neoadjuvant
　　chemoradiation with gemcitabine versus upfront surgery in patients with
　　borderline resectable pancreatic cancer：a prospective，randomized，open-
　　label，multicenter phase 2/3 Trial，268（2）：215-222.

Kokudo T，Hasegawa K，Matsuyama Y，et al. 2016. Survival benefit of liver resection for hepatocellular carcinoma associated with portal vein invasion ［J］. J Hepatol，65（5）：938-943.

Kokudo T，Hasegawa K，Matsuyama Y，et al. 2017. Liver resection for hepatocellular carcinoma associated with hepatic vein invasion：a japanese nationwide survey ［J］. Hepatology，66（2）：510-517.

Kokudo T，Hasegawa K，Yamamoto S，et al. 2014. Surgical treatment of hepatocellular carcinoma associated with hepatic vein tumor thrombosis［J］. J Hepatol，61（3）：583-588.

Lamb B W，Brown K F，Nagpal K，et al. 2011. Quality of care management decisions by multidisciplinary cancer teams：a systematic review ［J］. Annals of surgical oncology，18（8）：2116-2125.

Liu Q，Zhao Z Z，Gao Y X，et al. 2020. Novel single-layer continuous suture of pancreaticojejunostomy for robotic pancreaticoduodenectomy ［J］. J Hepatobiliary Pancreat Sci，27（2）：56-63.

第 8 章

预后控制医学与卫生经济学

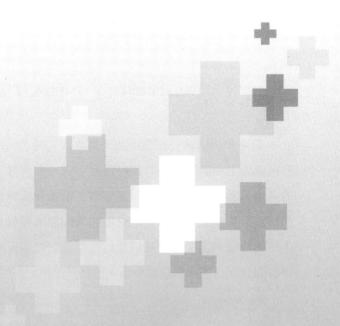

当前我国的医疗资源有限，且分布不平衡，仅能满足人们最基本的医疗需求。预后控制医学强调干预的经济性，合理化地利用和分配医疗资源，避免医疗和社会资源过度浪费的情况。预后控制医学可以对诊疗过程中的干预手段进行有效的经济学控制，一方面可以帮助医院合理分配医疗资源，实现医疗资源的优化配置，解决"看病难"的问题，另一方面可以通过成本利益分析，帮助患者选择合适的干预方法，获得最优预后，避免花冤枉钱，减轻患者和社会的就医经济负担，解决"看病贵"问题，从而在促进医疗资源合理化配置的同时，提升整体的医疗水平，有利于促进我国卫生事业的发展。

第一节　预后控制医学下的医疗需求供给

需求和供给是经济学中两个最基本的概念，医疗服务需求和医疗服务供给也是医疗服务过程中两个相互联系、相互制约的基本问题。本节分别介绍医疗服务需求和医疗服务供给各自的特点及影响它们的因素，进而使我们能够更好地理解医疗服务中的特殊供需关系，理解预后控制医学是如何实现更好的医疗资源分配，实现医疗服务需求的供需平衡。

一、医疗服务需求

（一）什么是医疗服务需求

医疗服务需求在很大程度上取决于患者的需要。需求和需要并非完全相同。需要倾向于自我定义，指的是人们根据健康状况判断的认为应该获得的医疗服务量，主要取决于个体的健康状况，当个体的实际健康状况与理想健康状况之间存在差距，人们即对医疗服务提出需要。从经济学角度看，需求是指在一定时期和一定价格水平下，消费者愿意且能够购买的某种商品的数量。运用这一概念，医疗服务需求是指人们根据卫生服务收费水平和自身经济承受能力，愿意并且能够购买的卫生服务数量。这一概念实际包含了形成需求必须具备的两个基本条件：一是人们具有利用医疗服务来维持和缓解自身健康问题的愿望；二是人们在经济上必须具有支付能力。

（二）医疗服务需求的特点

1. 医疗服务需求的信息不对称性　在商品市场或服务市场，消费者可以按照自己的意愿购买他们所期望的商品或服务，目标明确。在医疗市场中，由于医疗服务的特殊性、医学专业的复杂性，患者所掌握的医学知识和信息与医师是不对称的，因此患者很难事先对医疗服务需求量做出正确判断。在医疗服务的供需双方之间，存在着明显的信息不对称，患者自己没有足够的信息来做出有利于自己的消费选择。

2. **医疗服务需求的被动性** 在医疗服务需求产生的过程中，由于患者存在着信息缺乏，因此没有太多的自主选择性，其获得医疗服务需求的愿望可能与医务人员的判断之间存在一定的差异，但最终他的需求还是受到医务人员的影响，因此对患者来说，医疗服务需求是被动的。此外，医疗服务需求的被动性还体现在，患者因疾病到医疗机构就诊，是为了减轻病痛、恢复健康，带有求助心理，希望通过医务人员所提供的医疗服务来消除病痛、维护健康，因此消费者与医务人员之间存在着帮助关系，而不是简单的等价交换关系。

3. **医疗服务需求的不确定性** 由于个体差异，即使是患同一种疾病的患者，其临床症状、体征、化验指标、检查结果等方面都可能不尽相同，所应获得的医疗卫生服务也可能不一样。患者在同一疾病的不同时期，所需要的医疗服务内容也可能发生变化，所以说，医疗服务需求存在着不确定性。但对于整体人群而言，疾病的发生又具有一定的规律性，通常可以通过人群的患病率或就诊率来反映其医疗服务的需要和需求，那么也就可以对特定人群的医疗服务需求水平进行预测。

4. **医疗服务需求的支付多样性** 由于医疗服务需求的不确定性，很多个体及家庭往往很难在短时期内支付高额的医疗费用来应对难以预测的、突发的重大疾病风险。因此，为了使更多人获得基本的医疗服务，减轻疾病对个体带来的风险，在医疗卫生服务领域的筹资系统中，通常会有医疗保险、政府和社会救助等的介入。由于患者不再按照实际的服务费用进行支付，因此改变了患者对医疗服务的购买力和对服务价格的敏感度，最终带来的是在医疗服务需求中的相应变化。

（三）预后控制医学对医疗服务需求产生的影响

从医疗服务需求的特点可以看出，医疗服务需求容易走向两个极端——过少需求和过度需求。在医疗服务过程中进行预后控制可以避免患者的医疗服务需求走向两个极端。

1. 预后控制减少医患信息不对称　预后控制医学是以患者的最优预后为根本目标，通过择优干预者、干预手段、干预时机的最佳组合来预控疾病风险，在这个过程中，患者会获得更多关于干预者、干预手段、干预时机的具体信息，了解自己的病情，从而减少医患之间的信息不对称。此外，获得信息的目的也是为了做出最有利的选择，这与预后控制医学以患者最优预后为根本目标是一致的。通过预后控制，也能减少由于信息不对称带来的需求过少或需求过剩。

2. 预后控制变被动需求为主动需求　预后控制医学强调干预目标前置，主动对风险进行控制，这不仅是医务人员的工作，也需要患者的积极配合。因此，患者由被动就医变为主动与医师合作，共同设定前置干预目标，并且共同努力，积极主动地进行风险预控。预后控制医学将患者的被动需求变为主动需求，患者明确了干预目标，可以进一步防止过少和过度需求的发生。

3. 预后控制减少医疗服务需求的不确定性　循证医学研究的是整体人群疾病发生、发展的规律性，但对于个体而言，又存在着一些不确定性。预后控制就是为了减少这些不确定性，尽可能地进行风险管理，使干预目标明确化的同时，减少了医疗服务需求的不确定性，使整个干预过程可管、可控，尽量避免出现额外的服务需求。

二、医疗服务供给

（一）什么是医疗服务供给

医疗服务供给是指健康服务提供者在某种价格和资源条件下，面对社会需求所能提供的健康服务量。这里需要指出的是，所能提供的服务量不等于实际提供的数量，因为无论是健康服务的供给能力还是供给结构，都受多种因素的制约和影响。

（二）医疗服务供给的特点

由于医疗服务供给的对象是有生命的患者，而且医务人员对医疗服务供给本身又具有他人无法替代的职业特点，因此与其他服务行业的供给相比，医疗服务供给具有其自身的若干特点，主要体现在以下几个方面。

1. 医疗服务供给的专业性　医疗服务是一项专业性技术服务，医疗服务供给是依靠医务人员运用医学知识和专业技术作用于患者来实现的，这就决定了医疗服务供给者必须是经过正规的医学专业教育且获得了特定执业资格的人员，才能够从事医疗服务的供给，具有极强的专业性。因此，建立卫生专业技术人员执业资格制度，用相关法律法规明确规定医疗从业机构及医疗从业人员的权利及义务，是绝对有必要的。

2. 医疗服务供给的时效性　由于医疗服务的对象是具有生物性和社会性相统一的患者，而病情本身又可能瞬息万变，所以在诊疗过程中，有的时候时间就是生命，贻误了最佳治疗时间就可能造成严重后果。因此说医疗服务供给具有时效性。

3. 医疗服务供给的不均衡性　在一般物质产品生产和供给过程中，可以通过市场调查和预测供求变动情况，制订相应的生产计划去组织生产，为市场需要做好供给准备。医疗服务所供给的并非物质形态的东西，而是医疗服务本身，它既不可能储存，也不可能运送，而且生产过程、供给过程和消费过程在时间和空间上难以分割，这些特点决定了医疗服务不可能均衡地、有计划地生产和供给。医疗服务供给的不均衡性可导致门诊等待时间长、住院排队时间久等现象的发生，给患者带来"看病难"的印象。

4. 医疗服务供给的效益外在性　医疗服务市场不同于其他市场，医疗服务的利用也不同于其他商品的消费。消费者在市场购买一般物品时，这种物品给消费者带来的好处或效益只有消费者本人享受到。而医疗服务却不同，例如传染病，当给易感人群接种疫苗或是对感染者进行隔离后，对与之接触的人群也起到了保护作用，医疗服务供给在消费者之外取得了正效益，体现出医疗服务供给的效益外在性。

（三）预后控制医学对医疗服务供给产生的影响

1. 预后控制保障医疗服务供给的专业性　预后控制医学不仅是一种创新的医疗理念，也有一套完整的理论体系和实施方法，能够从疾病风险管理的各个阶段、从临床干预的各个方面实现风险预控及患者获益最大化。预后控制医学理念指导下的临床决策不同于包括循证医学和多学科团队协作在内的当代临床决策，而是一个多种干预信息相互协同的高维度决策体系，高维干预信息协同模型用高维网状决策代替了传统的二维树状决策，有利于实现干预全局、预后全程的优化；通过对干预者能力的分型突破了按学科分类的局限性，有利于发挥诊疗主体的能动性；通过将风险干预前置，有利于用目标明确的预后控制代替既往诊疗模式中的单纯结局预测。预后控制医学也在紧跟医学科技的飞速发展，不断地发展、完善着，根据患者日益增长的治疗需求，充分利用人工智能等信息化成果来服务患者，为医疗服务供给提供良好保障。

2. 预后控制为医疗服务供给选择合理时机　预后控制医学理论强调关注干预时机，干预时机是干预者利用干预手段进行疾病风险管理的时间节点。恰当的干预时机有助于干预者和干预手段发挥最佳干预效能，在临床工作中干预者需要实时判断疾病风险、干预风险与患者获益之间的关系，通过评估患者获益与风险之间的最大化差值来决定最合理的干预时机。因此，预后控制可以为医疗服务供给选择合理时机。

3. 预后控制改善医疗服务供给的不均衡性　预后控制医学的发展动力来自互联网、信息技术、大数据及人工智能技术在医疗领域的蓬勃发展。通过智能化在线连接，将以往在时间和空间上隔离的信息、人流汇总，并进行重新分配，串联起医疗的各个环节，将这些环节重新梳理，运用创新技术，实现医疗领域未曾有过的突破。随着智能终端的普及、传感技术的进步、互联网基础设施的改善、5G 时代的来临，医疗服务供给的不均衡性将获得极大改善。

第二节　预后控制医学下的成本获益

当前医疗服务供给是有限的，面对人们日益增长的医疗服务需求，如何充分利用有限的医疗资源将患者、医院乃至社会的获益最大化，就需要运用预后控制医学理论，通过对诊疗行为和干预手段的优化，达到医疗资源的有效分配。预后控制医学强调干预的经济性，运用卫生经济学理论，对治疗方案进行成本效益分析和成本利益分析，前者比较不同治疗方案的成本和效果，后者通过用货币衡量健康效果，选择最优方案。

一、成本

（一）不同角度的成本

在计算成本时，我们遇到的第一个问题就是：要计算谁的成本。当我们的分析站在不同的角度时，所要计算的成本也是不同的。最常见的两个衡量成本的角度：患者角度、医院角度。

（二）成本如何衡量

从患者角度看，当患者发生疾病需要就医治疗时，他所需要付出的成本包括直接成本和间接成本。直接成本指的是直接由疾病所引起的需要花费的成本，包括医疗成本和非医疗成本，其中医疗成本指的是就医过程中检查、化验、诊断、治疗中所产生的费用，非医疗成本包括患者就医过程中产生的交通费用、患者外地就医时产生的食宿费用等。间接成本主要包括由于患者生病劳动力损失所产生的误工费用。此外，还有一个概念：未来成本，比如有一种新方法用于治疗恶性肿瘤，治疗后，患者的存活时间较长，但该患者未来可能罹患心脏病，如果没有治疗恶性肿瘤，那么患者可能在较短时间内死亡，也不会罹患心脏病。因此对于这种治疗恶性肿瘤的新方法来说，额外的心脏病治疗花费将作为未来成本。

从医院角度看，成本是指医院在提供医疗服务过程中消耗的物化劳动和活劳动总和的货币表现。在医疗服务中，它主要包括各种人力，如工资福利和补贴；物力，如固定资产折旧、药品和医用消耗材料等；财力，如资金和一些其他间接费用的支出等。

（三）成本与决策之间的关系

根据成本与决策之间的关系，在核算成本时，有以下几类特殊情况需注意。

1. 机会成本　机会成本是指为了得到某种东西而所要放弃另一些东西的最大价值。在卫生经济学中，可以指选择某种临床决策时而放弃选择其他临床决策的机会，从而丧失其他临床决策可能的获益。机会成本是用其他临床决策的最佳获益来衡量的，被放弃的方案中最好的一个方案的获益就是所选择方案的机会成本。机会成本并非实际支出，只是在评价和决策时作为一个现实的因素加以考虑，当更改干预方法，新选择方案的获益大于机会成本时，重新选择才是有意义的。

2. 边际成本　边际成本指的是每一单位新增生产的产品带来总成本的增量。在卫生经济学中，边际成本是指在原卫生服务量的基础上再增加一个单位的服务量所支付的追加成本。每增加一个单位产出的边际成本取决于生产该产品所引起的成本变动。

二、获益

（一）获益的两层含义

获益有两层含义：一是效益（effectiveness），也称为效果，即干预后的直接结果；二是利益（benefit），也称为收益，是引入货币概念对治疗结果进行衡量，为了进行成本利益分析，而对生命赋予的货币价值，即统计上的生命价值。

（二）获益如何衡量

效果的衡量可以是存活的时间、存活时的健康状况、心情愉悦等任何人们认为有价值的指标，需要具体情况具体分析。由于人们不仅看重存活年数，而且看重他们活着时的健康状况，因此，采用将期望生命和生命质量合二为一来衡量治疗效果的最常见方法，即质量调整生命年方法。质量调整生命年（quality-adjusted life year，QALY）是经过生命质量调整以后的期望生命单位。在成本效果分析中，健康收益通常用 QALY 衡量。在 QALY 的计算中，每 1 个生命年都被赋予 1 个介于 0 和 1 之间的质量权重，这个权重反映了这 1 个生命年的质量，权重为 0 的生命年，等价于死亡，权重为 1 的生命年，表示这一年完全健康。在实践中，几乎每一年的权重都是 0 与 1 之间的某个数，由于这些权重反映了这一年的快乐程度，它们也被称为健康效用。

收益的多少可以用统计上的生命价值来计算，统计上的生命价值（value of statistical life，VSL）是为了做成本收益分析而对生命赋予的货币价值。统计上的生命价值衡量的不是一个人愿意花多少钱来让自己活着，也不是为了多少钱才愿意去死，VSL 衡量的是死亡风险的微小变化有多少价值或者有多大代价。

三、成本 – 效益分析

成本 – 效益分析（cost-effectiveness analysis，CEA）是衡量某种疾病每种备选质量方案的成本和效果的过程，用于比较这些方法的优劣。

（一）成本 – 效益分析的基本原理

成本 – 效益分析法的基本原理是：针对某项目标，提出若干实现该目标的方案，运用一定的技术方法，计算出每种方案的成本和效益，通过比较的方法，并依据一定的原则，选择出最优决策方案。

（二）成本 – 效益分析的方法

1. *两种方案的评估*　成本 – 效益分析的核心是增量成本 – 效益比，它是两种备选方案的比较，通常这两种方案没有优劣关系。如果任何一种方案都不是劣势方案，那么其中一种方案必定更贵但更有效果。增量成本 – 效益比（incremental cost-effectiveness-ratio，ICER）：假设一种疾病有两种治疗方案，增量成本 – 效益比是指这两种方案成本之差与收益之差的比值。如某种疾病的两种治疗方案，A 和 B，A 比 B 贵但更有效果，因此，A 和 B 之间不存在优劣关系。A 对 B 的 ICER 为：

$$ICER_{A, B} = (C_A - C_B) / (E_A - E_B) > 0$$

其中：

C_A 和 C_B 分别为治疗方案 A 和 B 的成本；E_A 和 E_B 分别为治疗方案 A 和 B 的健康结果。

ICER 的表达式就是成本之差与健康结果之差的比值。只要两个项目之间不存在优劣关系，ICER 必定为正。注意：ICER 本身不能决定哪个方案更优，它只是表明促进健康的价格为多少。

2. 多个方案的评估　在实践中，具体情形通常要复杂得多，也就是说，决策者需要面对多种治疗方案。为了找到所有可能具有成本效果性的治疗方案，我们必须对药物进行两两比较，以此判断哪种方案是劣势方案。这个任务比较烦琐，若用图形求解则相对简单，这种图形就是所谓的成本效果边界。这个边界给出了所有的非劣势备选方案。

成本 – 效益边界（cost-effectiveness frontier，CEF）：给定特定疾病，它的所有非劣势方案的集合构成了成本效果边界。位于成本 – 效益边界上的任何方案都具有成本效果性，不在成本效果边界上的任何方案，都至少劣于成本效果边界上的某一种方案，因此，这些方案不具有成本效果性。

CEF 通过识别非劣势方案从而简化了方案之间的比较，分析者可以排除劣势方案，重点考察非劣势方案。

（三）成本 – 效益分析对预后控制医学的作用

预后控制医学理念指导下的临床决策不同于包括循证医学和多学科团队协作在内的当代医学决策，而是一个多种干预信息相互协同的高维度决策体系。高维干预信息协同模型用高维网状决策代替了传统的二维树状决策，有利于实现干预全局、预后全程的优化；通过对干预者能力的分型，突破了按学科分类的局限性，有利于发挥诊疗主体的能动性；通过将风险干预前置，有利于用目标明确的预后控制代替既往诊疗模式中单纯的结局预测。

同时，结合成本－效益分析，干预者能够充分了解各种诊疗手段的成本及可能产生的效果，能够根据患者的疾病风险和可选择的干预手段，更加有效地选择并制订出相应的干预手段和方案组合。

四、成本－利益分析

成本－利益分析（cost-benefit analysis，CBA）比成本－效益分析更进了一步，因为它是用货币衡量健康收益的。成本－利益分析能从各个可能具有成本效果性的治疗方案中选择最优方案，换句话说，成本－利益分析能确定哪个方案最具有成本效果性。

（一）什么是成本－利益分析

成本－利益分析指的是以给定健康效果的货币价值标准（每 1 单位健康效果值多少钱）为基础，在各个可能具有成本效果性的治疗方案中选择最优方案。这个最优方案对于持有货币评价标准的人或机构来说，是具有成本效果性的。

成本－利益分析是指以货币单位为基础对投入与产出进行估算和衡量的方法。它是一种预先做出的计划方案。在市场经济条件下，任何一个经济主体在进行经济活动时，都要考虑具体经济行为在经济价值上的得失，以便对投入与产出关系有一个尽可能科学的估计。

成本－利益分析是一种量入为出的经济理念，它要求对未来行动有预期目标，并对预期目标的概率有所把握。

经济学的成本－收益分析方法是一种普遍的方法，成本－收益分析方法的前提是追求效用的最大化。从事经济活动的主体，从追求利润最大化出发，总是要力图用最小的成本获取最大的收益。在经济活动中，人们之所以要进行成本－利益分析，就是要以最少的投入获得最大的收益。

（二）成本－利益分析的方法

行为者要使自己的经济活动达到自利的目的，达到经济、高效，必须对自己的投入与产出进行计算。因此，成本收益分析蕴含着一种量入为出的计算理性，没有这种精打细算的计算，经济活动要想获得好的效果是不可能的。因此，成本利益的计算特性是达到经济性的必要手段，也是保证行为者行为自利目的的基本工具。成本利益分析主要有 3 种方法：净现值法、现值指数法、内含报酬率法。

1. **净现值法** 净现值（net present value，NPV）是一项投

资所产生的未来现金流的折现值与项目投资成本之间的差值。净现值法是评价投资方案的一种方法,该方法利用净现金效益量的总现值与净现金投资量算出净现值,然后根据净现值的大小来评价投资方案。净现值为正值,投资方案是可以接受的;净现值是负值,从理论上来讲,投资方案是不可接受的,但是从实际操纵层面来说这也许会跟公司的战略性的决策有关,如为了支持其他的项目,开发新的市场和产品,寻找更多的机会获得更大的利润。净现值越大,投资方案越好。净现值法是一种比较科学也比较简便的投资方案评价方法。净现值的计算公式为:净现值 = 未来报酬总现值 − 建设投资总额。净现值法说明投资项目的盈亏总额,但没能说明单位投资的效益情况,即投资项目本身的实际投资报酬率,这样会造成在投资规划中着重选择投资大和收益大的项目而忽视投资小、收益小,而投资报酬率高的更佳投资方案。

2. 现值指数法 现值指数(present value index,PVI)是指某一投资方案未来现金流入的现值与其现金流出的现值之比。具体来说,就是把某投资项目投产后的现金流量,按照预定的投资报酬率折算到该项目开始建设的当年,以确定折现后的现金流入和现金流出的数值,然后相除。

现值指数是一个相对指标,反映投资效率,而净现值指标是绝对指标,反映投资效益。净现值法和现值指数法虽然考虑了货币的时间价值,但没有揭示方案自身可以达到的具体报酬率是多少。内含报酬率是根据方案的现金流量计算的,是方案本身的投资报酬率。如果两个方案是相互排斥的，那么应根据净现值法来决定取舍；如果两个方案是相互独立的则应采用现值指数或内含报酬率作为决策指标。

3. 内含报酬率法 内涵报酬率法（internal rate of return, IRR）是用内部收益率来评价项目投资财务效益的方法。所谓内部收益率，就是使项目流入资金的现值总额与流出资金的现值总额相等的利率，换言之就是使净现值等于零时的折现率。如果不使用电子计算机，内部收益率要用若干个折现率进行试算，直至找到净现值等于零或接近于零的那个折现率。

以上 3 种方法各有各的特点，具有不同的适用性。一般而言，如果投资项目是不可分割的，则应采用净现值法；如果投资项目是可分割的，则应采用现值指数法，优先采用现值指数高的项目；如果投资项目的收益可以用于再投资时，则可采用内含报酬率法。

（三）成本－利益分析对预后控制医学的作用

预后控制医学强调的是干预的经济性，通过成本－利益分析，合理化地利用和分配医疗资源，避免医疗和社会资源过度浪费的情况。预后控制医学可以对诊疗过程中的干预手段进行有效的经济学控制，可以减轻患者和社会的就医经济负担，解决"看病贵"问题。

参考文献

陈文，刘国祥，江启成．2017．卫生经济学［M］．北京：人民卫生出版社．

方鹏骞．2010．医疗服务营销与市场学［M］．北京：科学出版社．

何伦，王小玲．2002．医学人文学概论［M］：南京：东南大学出版社．

黄如欣．2003．医疗服务市场需求的特点［J］．中国医院管理，（11）：42.

蒋收获，谢洪彬，裴璧翡，等．2019．健康服务业的发展特征与未来趋势分析［J］．上海预防医学，31（7）：527-532.

刘俊田．2002．现代医院管理发展与研究［M］．北京：北京出版社．

刘荣．2018．医疗干预应聚焦预后——医学中的动态预后控制［J］．解放军医学院学报，39（11）：3.

刘荣，刘渠．2017．术中风险预控与肝胆胰微创外科［J］．中华腔镜外科杂志（电子版），10（2）：3.

聂绍芳．2008．现代医院市场营销［M］．哈尔滨：黑龙江教育出版社．

Bhattacharya J，Hyde T，Tu P. 2019. 健康经济学［M］．曹乾译．桂林：广西师范大学出版社．

Garber A M，Phelps C E. 1997. Economic foundations of cost-effectiveness analysis［J］．Journal of Health Economics, 16（1）：1-31.

第 9 章

预后控制医学下的疾病
全程管理

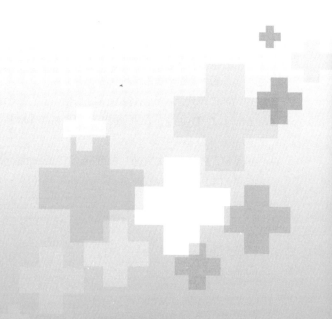

医疗的根本目的在于提高疾病诊疗的质量，使患者能获得
最佳的结局。因此，患者预后是评判干预质量的金标准，最优
的患者预后是所有干预者在诊疗中应该始终坚持的目标和根本
导向。预后控制医学改变了以往被动式的风险应对模式，而是
将风险干预前置，从源头对风险进行识别、评价和干预，通过
结合全程的预后控制，将风险"扼杀"在未发生之时。疾病的
全程管理包括健康宣教、健康状态监测、疾病干预、随访复诊
等多个环节。预后控制医学主张用目标明确的预后控制代替传
统诊疗模式中单纯的结局预测，重在"预"，兼顾"控"，通过
人为的主动干预来实现从预先到干预再到预后的全局、全程的
预后优化。

第一节　健康宣教

最优的患者预后不仅需要医疗支持，还需要患者自己充分
发挥主观能动性，这与预后控制医学化被动为主动的理念一致。
因此，预后控制医学思想指导下的健康宣教，可以让患者主动
地去了解自己、了解疾病，随时随地掌握自己的健康状况，更
早地发现疾病征兆，从而拥有更多机会获得最优的预后。

一、掌握自身健康状况

很多疾病，如高血压、糖尿病、恶性肿瘤，可能与患者相伴多年，患者能够掌握自身健康状况，就可以在就医时提供更多有效的信息，有利于医护人员更好地进行诊断和治疗，从而获得最佳的预后。在健康宣教的过程中，应让患者有意识地掌握自身健康状况，建立自己的健康参考值，管理自己日常的生活习惯。如糖尿病患者，可每日详细记录其饮食和运动情况，结合血糖监测，了解自己在什么样的情况下血糖更加稳定。

二、了解疾病相关知识

通过健康宣教，向患者普及疾病的相关知识，使其知晓疾病的危险因素，可以让患者结合自身情况，适当地进行预防，定期进行体检，如幽门螺杆菌感染是胃癌的危险因素，若曾经感染过幽门螺杆菌，在完成治疗后，也应该每年进行胃镜检查。此外，了解疾病的早期表现，可以让患者更早地发现自身的异常情况并及时就医，避免因拖延就诊而耽误病情，从而无法获得更好的预后。如甲状腺功能亢进患者可能最早出现眼部症状，如眼球突出、眼睑迟落等，若患者发现类似情况并曾经接受过相关科普，就能主动想到去检查甲状腺功能，将比经过眼科转诊更早获得诊治。让患者更好地了解疾病，还可以提高患者的依从性，更好地执行医嘱，将患者从被动接受治疗结果变为主动追求更好的预后，如恶性肿瘤的化疗有着严格的疗程，当患者学习了相关知识后，就能主动、按时复诊，针对化疗药的不良反应及时与医师沟通，从而获得更好的治疗效果。

第二节　健康状态监测

在预后控制医学中，我们同样提倡三级预防：一级是病因预防；二级是临床前期预防；三级是临床预防。不同的是，我们运用预后控制医学的指导思想，引入了更高效、更前沿的科学技术，面对疾病的不同阶段进行健康状态的监测。

一、疾病风险预测

疾病风险是指疾病所导致的某种不良事件发生的可能性与其产生后果的组合，如肝硬化、肝癌及死亡都是乙型病毒性肝炎的疾病风险，而肿瘤复发、肿瘤转移、死亡等则是恶性肿瘤的疾病风险。了解疾病风险对于预后控制至关重要，以往对于疾病风险的研究多基于流行病学理论基础，建立相对理想化的模型用于分析，而在临床实际工作中，疾病风险具有以下特征：疾病风险之间相互关联、疾病风险之间可动态转化、疾病风险与干预因素之间动态相关。在评估疾病风险时，势必要根据疾病风险特征，关联地、动态地进行分析。下面将详细介绍疾病风险的三大特征。

（一）疾病风险之间相互关联

在临床实际工作中，某一疾病的多个风险之间可能不是相互独立的，如在糖尿病的疾病风险中，心血管疾病、视力受损、糖尿病足、肾功能障碍可以同时存在；心血管疾病和患者死亡，同为糖尿病的疾病风险，而死亡本身又是心血管疾病的疾病风险。因此，在疾病无法治愈的情况下，一种原发病的不同疾病风险之间可以并列或互相关联。

（二）疾病风险之间可动态转化

疾病的不同风险之间可以动态转化，如肝硬化、肝细胞癌及死亡均为乙型病毒性肝炎的疾病风险，而肝硬化可以诱发肝细胞癌，进而导致患者死亡，即三者之间存在明确的相互转化关系。此外，疾病风险动态转化的这一特征也广泛存在于糖尿病、高血压等慢性疾病中。

（三）疾病风险与干预因素之间动态相关

疾病风险与干预因素之间动态相关，对这一特征的理解，包括但不应局限于干预因素对既有疾病风险的单向影响。一方面，干预因素与既有疾病风险的相互作用，可以导致新的疾病风险，如胰腺癌患者行胰十二指肠切除术后出现胰瘘、出血（新疾病风险），就是胰腺癌（疾病风险）与手术切除（干预因素）之间相互作用的结果，这是干预因素对疾病风险的动态影响。另一方面，疾病风险的动态变化，对干预因素同样存在影响，如对于直径 < 3cm 的小肝细胞癌患者选用射频消融和手术切除均有证据支持，如患者为初发，且其他情况符合手术指征时，应倾向于手术切除，但当患者为复发或手术风险较大时，则更倾向于射频消融，这是疾病风险对于干预因素的动态影响。

二、人工智能辅助

在了解疾病风险的特征之后，可以参照这些风险的特点，对相应高风险人群进行筛查。传统的筛查方式不仅效率低，而且花费大。近年来，人工智能技术的飞速发展为进行大规模筛查提供了更为有利的工具。此外，人工智能还可以辅助疾病诊断，其准确性和诊断速度也在不断实现新的突破。

（一）人工智能辅助疾病早期筛查

人工智能辅助疾病筛查系统由于其高效性和相对较高的准确性，可以实现采集、处理与分析健康数据一次性完成，并同时给出疾病风险评估意见及个体化健康管理建议。如糖尿病视网膜病变患者的早期筛查，以往需要患者滴眼药散瞳之后由视网膜专科医师进行眼底检查再给出判断，全程约需 40 分钟，而使用人工智能辅助糖尿病视网膜病变筛查系统，无须滴眼药等待散瞳，使用免散瞳眼底照相机采集一张眼底彩照即可完成筛查，全程约 1 分钟，而且只要有筛查设备，整个筛查过程可以在社区医院完成，不用去大医院排队。由于筛查的过程方便，易执行，患者可以很好地遵守定期筛查的医嘱，不会因为怕麻烦而延误病情。

（二）人工智能辅助疾病诊断

医学影像解析是人工智能应用最广、最有前景的领域。以深度学习技术及卷积神经网络为主的人工智能技术，以其超强的认知能力可以快速地为诊断与治疗提供协助。通过机器学习能够实现疾病病理的准确分类，进一步提高诊断的准确率，在短时间内提供精准、高效的诊断结果与个性化治疗方案。

三、基因检测辅助

大量研究证实多种疾病与基因相关，如肿瘤、青光眼均存在基因异常改变，而某些基因可提示患者对某些药物的敏感度不同。因此，基因检测在健康状态监测环节起着重要的作用，根据基因检测的结果，有助于筛选出某些疾病的高危人群，在某些靶向药物的使用之前，通过基因检测也可以评估患者对于该类药物的敏感度。通过基因检测辅助，可以从分子水平掌握更多信息，从而更好地控制预后。

（一）基因检测辅助高危人群筛选

对于新生儿来说，遗传缺陷主要来自父母方或是在胚胎期的基因突变，因此这类疾病最好的解决方式是在婚前、孕前、产前及早进行基因检测，从源头上解决问题。目前已经比较成熟的基因检测技术，如唐氏综合征的产前筛查、联合试管婴儿技术阻断致病基因的传递，在预防出生缺陷，保障生育健康方面已经颇有成效。

基因检测可对遗传性疾病的致病基因进行早期筛查，预测发病概率。此外，基因捕获测序技术在癌症早期筛查与患病风险评估方面的应用也被逐渐重视。随着大规模临床肿瘤组织样本库的建设，癌症基因组学大数据资源日益丰富，生物信息分析与临床解读能力逐步提升，针对高危人群的肿瘤易感基因筛查与患病风险评估也将更具参考价值。此外，人类基因组学与微生物组学、代谢组学等多个科学的快速发展和整合，也促进了基因检测在高血压、糖尿病等慢性疾病早期筛查及发病风险评估和预防中的应用。

（二）个体化用药辅助基因检测

基因多态性变异可引起所编码的药物代谢酶、转运蛋白和受体蛋白氨基酸序列和功能异常，从而影响药物代谢及药效，这也是造成药物效应个体差异和种族差异的重要原因。传统用药模式根据经验"千人施以一药"，患者可能出现药物不良反应或疗效不佳的情况。个体化用药辅助基因检测是基于现有基因多态性对药物疗效及不良反应风险影响的相关研究，结合受检者基因检测结果，分析多态性位点的差异对药物反应的影响，从而提示无效用药及不良反应风险，在进行药物干预之前为临床医师选择合理药物提供参考建议。

第三节 疾病干预

与传统诊疗模式中单纯的结局预测不同，预后控制医学提出将干预目标前置，以获得最佳预后为目的，通过综合评估患者的情况，制订合理的干预目标，选择合适的干预时机，在干预过程中注重风险预控，在疾病的干预过程中，预后控制的思想时刻体现。

一、干预目标制订

依据疾病风险的特征，我们需要重新认识疾病风险，疾病风险不是一成不变的，而是动态变化的，因此为了追求患者预后最优化，就要以预控疾病风险最小化为目标，进行疾病的"风险管理"，这就要求我们提前设置合理的干预目标，从而主动对疾病风险进行分析预判。疾病干预是有目的的风险管理过程，其实施及效果的评估，均依赖于干预的目标设定。设定的目标过高，超出实际技术水平，则干预目标难以实现；设定的目标过低，无法发挥既有技术水平，则患者收益无法达到最优。因此，只有根据疾病风险、干预者和干预手段的实际情况，制订合理、可行的干预目标，才能使患者获得可预期的最大收益。

干预目标的制订，应遵循如下 3 个原则：现实 – 最优原则、层次原则、可评价性原则。

（一）现实 – 最优原则

现实原则：目标的制订应以患者的疾病风险、可以选择的干预者和干预手段为基础，制订合理、可实现的干预目标。最优原则：在现实原则的基础上，结合患者意愿，在可行的干预目标中选取预计可以使患者获取最大收益的目标。如对于位于胰头部且与肠系膜上动脉关系紧密的胰腺肿瘤，如果肿瘤为良性，干预目标应为肿瘤的彻底切除；当肿瘤为恶性时，往往与血管粘连较紧密，根治性切除难度大，强行切除风险极高且患者预后获益往往非常有限。根据公式：

干预前疾病风险 – 干预后疾病风险 – 干预风险 = 患者收益

在制订干预目标时则应考虑适当降低干预风险，不以肿瘤根治为干预目标，而是以控制疾病进展作为现实最优的干预目标，这是疾病风险不同对于干预目标设定造成的影响。

干预者与干预因素的组合同样会对现实最优干预目标的制订造成影响，如微创手术可以在很大程度上降低手术创伤，同时兼具术后恢复时间短、切口较传统开腹手术美观等特点。理论上，当具备微创手术条件时，降低副损伤应是干预的目标之一，但是，如果现实条件中可选择的干预者缺乏利用微创手段对患者所患疾病进行干预的经验，相反却在开腹手术上有丰富的经验，那么根据现实情况，最优干预目标的制订应适当舍弃微创手术对副损伤的降低，而将确保疾病的治疗效果放在首位。

（二）层次原则

层次原则，即根据目标的重要程度，区分疾病风险管理目标的主次，以提高疾病风险管理的综合效果。

以肿瘤的外科治疗为例，对于目标的分层，应包括但不限于：①肿瘤治疗效果最佳，即整体干预收益与干预风险的差值最大化；②副损伤最小，即追求以切除肿瘤为目的，造成无法避免的与肿瘤切除本身无关的损伤最小化，包括对手术入路上非目的部位的损伤、对人体器官的间接影响等；③成本最低，包括医疗的人力成本最低及患者经济成本最低等。

不难看出，3个层次目标按顺序有着明显的优先级划分。层次一是应优先追求的目标，在实现层次一的基础上可以将层次二设定为次要目标，以此类推。对于不同层次目标的追求不应本末倒置。如果为了追求降低医疗人力成本或患者经济负担（层次三），而选择舍弃肿瘤治疗效果（层次一）或选择副损伤更大的干预手段（层次二），则无法实现患者收益的最大化，更有可能提高干预风险、降低干预收益，最严重时可能会导致干预风险大于干预收益，使患者得不偿失。

值得注意的是，不同层次目标并不一定独立存在。层次二的实现在一定程度上可以降低干预风险，有助于层次一的实现，这是不同层次目标之间的"协同性"；层次二的实现在很多情况下需要依赖微创手术这种干预手段，不可避免地会不利于层次三的实现，这是不同层次目标之间的"对抗性"。干预者应审慎衡量不同层次干预目标之间的关系，尤其在面对具有"对抗性"的不同层次目标时，更应该依据层次目标原则，根据目标的层次进行取舍。

（三）可评价性原则

所制订的干预目标是否实现及实现的程度，应有客观、可行的评价方法。层次一的评价指标应为患者的总生存时间、无瘤生存期等；层次二的评价指标应为患者术后恢复情况、并发症出现情况等；层次三的评价指标应为消耗的医疗资源及患者的花费等。

可评价性对于干预目标的制订至关重要，不可评价的干预目标无异于空中楼阁，无法有效指导医疗干预过程。另外，干预目标在干预行为的实施过程中往往是动态变化的，当干预过程中患者的疾病风险出现变化时，干预者应当根据实时情况评估既有干预目标是否可以适应当前实际情况，并根据需要对既往干预目标做出调整。一个常见的例子是，当预定实施微创手术的患者在手术过程中发现粘连较重，受干预者或干预手段的限制，微创手术难以实现既定干预目标时，则应考虑优先实现层次高的干预目标，选择停止微创手术，中转为开腹手术。这要求干预者熟悉患者当前的疾病风险及可能出现的疾病风险变化，根据实时情况对干预目标做出调整。

二、干预时机的选择

除了预先制订合理的干预目标，选择合适的干预时机对实现患者预后最优化同样重要。恰当的干预时机有助于干预目标的实现；与之对应的是，干预时机的选择错误也常导致干预目标无法达成。

（一）干预时机的选择策略

通常对于疾病干预的理解是"早发现、早治疗"，但这并非是干预时机选择的绝对指标。如对于满足手术适应证的胆囊结石患者，干预目标应制订为疾病的根治，干预手段通常选择胆囊切除术，但此类患者前往医院就诊时常合并有胆囊炎症状，此种情况下胆囊与周围组织粘连较重，选择此时作为干预时机，会导致胆管损伤等并发症发生率升高，进而导致患者收益降低，所以应先选择抗炎治疗，当胆囊炎症状解除后，胆囊与周围组织粘连减少，干预风险减小，最佳干预时机出现，才可以实施干预。

因此，根据干预收益与干预风险的变化，选择两者差值最大的时机，即为最佳干预时机。在实际临床工作中，干预时机的选择应遵循如下决策顺序：①判断干预风险是否低于干预收益，干预风险高于干预收益时不可实施干预。②当满足决策顺序①时，判断干预收益和干预风险是否会出现变化，如果预期干预收益与干预风险的差值会增大，则应选择等待，反之则选择尽早干预。③当不满足决策顺序①时，寻求可降低干预风险或提高干预收益的辅助干预手段，对干预手段进行优化；如仍无法满足决策顺序①，则应更改干预目标和干预者或干预手段组合，重新评估；当在现实条件下始终无法满足决策顺序①时，则选择停止干预。

（二）干预时机的动态优化

这里的干预时机，应理解为在制订干预目标并据此选择干预者或干预手段后的干预时机。也就是说，当干预目标和与之相适应的干预者或干预手段出现变化时，干预时机的选择同样应该做出相应调整，即干预时机的动态优化。

如胰腺导管内乳头状黏液性肿瘤患者，手术切除是唯一有效的治疗方法。通常认为当肿瘤直径＜ 3 cm 时，恶变概率极低，且胰腺手术风险较大，也无有效的内科治疗手段，因此预期干预收益不高于干预风险，此时选择干预并非最佳时机，而应选择随访观察。当连续的随访结果发现肿瘤生长速度较快或 CA19-9 水平高于正常值时，考虑疾病风险出现变化（恶变）的可能性较大，此时即使肿瘤直径仍未超过 3cm，但已经出现了干预指征，应调整干预时机策略，进行手术切除。

三、干预过程中的风险预控

干预过程中的风险预控理论是以循证医学为基础，在充分认识并发症发生机制及影响因素的基础上，对干预过程中可能出现的各种风险提前实施一系列有针对性的干预和控制方案。干预过程中的风险预控蕴含着高危预警、积极应对和主动干预的理念，充分体现了干预者对干预措施的理解和风险控制的能力。此外，风险预控也需要具有较强的可操作性，形成易于实施、推广的标准化预控方案，以便提供系统化的预控方法。

（一）疾病干预过程中风险预控的方法

在预后控制医学中，提倡面对疾病干预过程中的风险采取高危预警、积极应对、主动干预的态度。下面将以肝胆胰微创手术为例，具体讲解疾病干预过程中风险预控的方法。

1. 主动适应术野转变和建立平面原位的微创操作理念　腹腔镜和机器人的手术操作与传统开腹手术有着天壤之别，既往肉眼下立体的开腹视野变成了放大平面、由下向上的镜下视野，随之带来的操作空间变小、手术盲区由后变上，以及微创手术特有的触觉反馈和反向操作等一系列问题，因此要想成为一名合格的微创外科医师需要主动适应微创外科的操作特点，培养放大平面条件下原位解剖、显露的技术，根据不同疾病的手术操作特点，主动摸索更适合腔镜下操作的手术顺序及控血策略，不仅能降低手术难度，更能充分利用微创手术精细解剖和创伤控制的优势。

2. 以显露血管为主线和"以防代止"控制术中出血　肝胆胰手术区域分布着复杂的血管网且变异率很高，在微创手术中容易出现难以控制的出血，而且镜下一旦发生大出血，就会立即失去视野，无法做到迅速吸引和压迫止血。因此要预先结合肝胆胰区域血管分布规律及微创手术特点，肝胆胰微创手术应以显露血管为主线，结合不同解剖腔隙的特点，快速、精细地显露，以及控制主要血管，提前采取有效预防和减少出血的措施。肝微创手术中最重要的步骤在于预控切除区域的输入及输出血流，结合术前影像学资料，判定病灶部位、切除范围及血管分布情况，预先制订合理的血管预控及手术方式，"以防代止"控制术中出血。

3. 做好无瘤控制和预防肿瘤播散及种植　对于微创技术治疗恶性肿瘤是否安全的问题，一直是学术界争论的重点。随着越来越多的大宗病例报道，微创手术治疗恶性肿瘤可以达到理想的阴性切缘率和淋巴结清扫范围，远期生存率不劣于开腹手术，且对人体创伤小，患者可获得快速康复。在手术过程中需要遵循恶性肿瘤的"非接触原则"：①术前运用影像学技术对肿瘤及其周围血管进行三维立体成像，预先规划好手术入路及切除平面；②预先阻断目标肝的输入、输出血流，降低肿瘤负荷区域的压力，防止肿瘤细胞沿血管扩散；③原位游离肝，必要时可行前入路法，以减少切肝过程中因肿瘤挤压所造成的医源性肿瘤播散；④充分显露并游离肿瘤，必要时运用术中超声及术中导航技术对肿瘤进行准确定位，保证足够的切缘，做到 R0 切除；⑤标本要装入标本袋中，以防发生癌细胞扩散和局部种植；⑥恶性肿瘤切除后应行腹腔灌洗以清除腹腔内游离的癌细胞，灌洗液可选用温热的蒸馏水、氯己定及氟尿嘧啶等。

4. 掌握中转开腹指征和主动控制术中风险　随着微创技术的日益成熟，肝胆胰微创手术的指征逐渐放宽，许多复杂的术式得以实施，然而术中因病变或技术因素导致的高危风险也随之增加，若手术处理不当，极易损伤周围组织导致严重的并发症。适时中转开腹有利于主动把握难以控制的术中风险，并对已发生的副损伤进行及时处理，减少和避免严重并发症的发生。中转开腹率的高低不能完全代表术者的技术水平和熟练程度，为刻意追求较低的中转率而勉强镜下操作，则可能给患者造成更大的创伤。中转开腹并非是腹腔镜手术的失败，既是对患者的负责，也是手术医师成熟的一种表现。一名优秀的腹腔镜外科医师，应根据术中具体情况及术者的经验技术水平，在可能给患者造成严重并发症和带来不良后果前主动中转开腹。

（二）疾病干预过程中风险预控的意义

疾病干预过程中的风险预控是通过全面辨识干预过程中固有的和潜在的风险及其特点，评估干预过程中可能引发疾病风险的各种隐患，提出一系列干预过程中风险预控的具体措施，防止干预过程中不可控的风险，甚至干预失败的发生。通过分析患者自身存在的风险及干预过程中普遍存在的高危风险，将风险预控贯穿疾病干预全程，将干预过程中的隐患视为失控的风险，是预防为主、提前控制思想的实际应用，从而克服传统治疗过程中被动、盲目的风险处理方法。疾病干预过程中风险预控的意义主要体现在以下3个方面。

1. **做到超前预防**　风险预控不是就事论事，而是预先把控，并做到举一反三，尤其是在涉及多学科联合的复杂干预过程中，多个学科专业须积极沟通，通过大量临床实践的经验总结，在风险发生之前做到超前预防，从而有效防止干预过程中风险发生时的被动及失控。

2. **揭示问题本因**　风险预控的根本点在于透过风险表象抓住问题的症结，探求造成干预过程中高危风险的成因及根源，做到根据不同疾病特点及干预特征，从源头采取控制措施，而不是抓住问题的细枝末节。

3. **系统的风险管理**　疾病干预过程中的风险预控不仅强调针对某一种疾病风险的控制方法，而且需要系统地认识和解决疾病干预过程中的风险问题，并且把这种风险预控的思想融入认识疾病规律、了解疾病特点的诸多要素中，再具体细化到疾病干预过程中，从而实现系统的风险管理。

四、干预目标评判

对于预先制订的干预目标是否实现及实现程度还应进行评判，在评判过程中，应与干预目标制订时一样，根据干预目标的不同层次对所制订的干预目标是否实现及实现的程度按层次分别进行客观地评价，并动态地对患者的后续干预目标进行调整。

此外，干预目标在干预行为的实施过程中往往是动态变化的，当在干预过程中患者的疾病风险出现变化时，干预者应当根据实时情况评估既有干预目标是否适应当前实际情况，并根据需要对既往干预目标做出调整。一个常见的例子是，当预定实施微创手术的患者在手术过程中发现粘连较重，受干预者或干预手段限制，微创手术难以实现既定干预目标时，则应考虑优先实现层次高的干预目标，选择停止微创手术，中转为开腹手术。这要求干预者熟悉患者当前的疾病风险及可能出现的疾病风险变化，根据实时情况对干预目标做出调整。

第四节　随访复诊

治疗的完成并不代表预后的终点，想要获得最优预后，还应重视随访复诊。预后控制的思想不仅体现在干预前和干预时，随着前沿科学技术的不断进步，新方法和新技术层出不穷，预后控制医学也应与时俱进，勇于创新，不断寻求更好的预后，才能更好地造福患者。

一、动态预后控制

技术的进步是推动医学发展的强大动力，而医学的理念也应与新技术、新方法同步。随着"预后控制医学"理念的不断完善、方法的不断拓展，预后控制的目标也在不断地发生着变化。医师需要与时俱进，精进医疗技术水平，患者也需要坚持随访复诊，保证提供全面的健康信息，共同努力，实现预后的动态优化。

二、大数据技术支持

近年来，随着信息技术的飞速发展，社会中所存储、流通的数据量呈几何级数激增，信息采集和应用广度也在不断拓展。医疗行业进入了一个"数据爆炸"的时代，同时，大数据技术在不断突破数据挖掘宽度和深度的极限，有效地利用好这些资源，挖掘更多有价值的信息，为实现动态预后控制提供有利的技术保障。

三、构建新型医患关系

预后控制医学虽然借助人工智能、大数据等高精尖科学技术，但这些都是提高疾病诊疗质量的方法，其根本目的在于使患者获得最佳预后，最大程度地使患者获益。预后控制医学下的新型医患关系应该是医师与患者目标一致，相互配合，从而获得最优的结局。预后控制医学的方法是精准而严格的，但预后控制医学是有温度的。

参考文献

曾勇，廖明恒. 2019. 从加速康复与多学科协作探讨肝癌的全程管理 [J]. 中华消化外科杂志，18（4）：5.

黄荆，沈红梅. 2019. 临床思维：从指南到临床——以 NCCN 为例 [J]. 医学与哲学，40（8）：5.

蒋娟，郑焱玲，徐灵莉. 2020. "互联网＋大数据"视阈下肿瘤合并糖尿病患者管理模式的探析 [J]. 重庆医学，49（10）：3.

刘荣. 2018. 医疗干预应聚焦预后——医学中的动态预后控制 [J]. 解放军医学院学报，39（11）：3.

刘荣. 2019. "预后控制"策略中的干预目标制订和干预时机选择 [J]. 中华腔镜外科杂志（电子版），12（1）：3.

刘荣，刘渠. 2017. 术中风险预控与肝胆胰微创外科 [J]. 中华腔镜外科杂志（电子版），10（2）：3.

毛铁波，崔玖洁，王理伟. 2020. 从基础到临床：2019 年胰腺癌研究进展[J]. 中国癌症杂志，30（2）：9.

钱智敏，姜桦. 2019. 互联网联合人工智能在妇科肿瘤全程管理中的应用展望 [J]. 复旦学报（医学版），46（4）：6.

万德森. 2014. 确立结直肠癌防治康复全程管理的理念 [J]. 中华肿瘤杂志，36（2）：4.

王宇，关山，张冰，等. 2020. 乳腺癌全程管理与患者健康教育 [J]. 中华临床医师杂志（电子版），14（5）：4.

Liu R，Liu Q，Wang F，et al. 2019. Prognosis control surgery：from theory to practice [J]. Chinese Science Bulletin，64（11）：1137–1148.

Zhu Z G，2020. Key points of perioperative whole-process management for patients with advanced gastric cancer [J]. Zhonghua Wei Chang Wai Ke Za Zhi，23（2）：115–122.